KB158047

현대인과
스트레스

**현대인과
스트레스**

ⓒ 이동식, 1991

1991년 5월 28일 초판 발행
2011년 1월 25일 초판 20쇄
2013년 1월 21일 재판 1쇄
2024년 11월 15일 재판 8쇄

지은이 소암 이동식
발행인 박상근(至弘) • 편집인 류지호 • 편집이사 양동민
편집 김재호, 양민호, 김소영, 최호승, 하다혜, 정유리 • 디자인 쿠담디자인
제작 김명환 • 마케팅 김대현, 이선호, 류지수 • 관리 윤정안
콘텐츠국 유권준, 김대우, 김희준
펴낸 곳 불광출판사 (03169) 서울시 종로구 사직로10길 17 인왕빌딩 301호
        대표전화 02) 420-3200 편집부 02) 420-3300 팩시밀리 02) 420-3400
        출판등록 제300-2009-130호(1979. 10. 10.)

ISBN 979-11-92997-94-0 (03510)

값 15,000원

전단향
02

현대인과
스트레스

이동식 지음

불광출판사

1년 전에 『현대인의 정신 건강』이 나온 뒤 독자 특히 가정주부들이 많이 읽어 주어 두 달 만에 재판을 찍게 되었다. 월간 ≪불광(佛光)≫에 현대인의 정신 건강이란 제목으로 연재한 나머지 글도 책으로 묶는 것이 좋겠다는 출판사의 제안에 찬성하면서도 정리할 시간이 나지 않아 이제서야 한 권의 책으로 나오게 되었다.

내용은 『현대인의 정신 건강』의 속편(續編)인 셈이지만은 『현대인과 스트레스』라고 이름을 붙이는 것이 좋겠다는 의견이 많아 그러기로 했다.

나의 다른 책들보다 『현대인의 정신 건강』이나 이번에 나오는 『현대인과 스트레스』는 문장이 간결하고 쉬워서 가장 쉽게 읽을 수 있다. 또한 일상적이고도 구체적인 사례들이 대부분인지라 가정생활이나 자녀 교육에 많은 도움을 준다는 평을 얻고 있다.

오늘날 우리의 전통이 가장 인간적이고 가정생활, 자녀 교육, 사회생활에서 슬기롭다고 조명을 받고 있다. 그럼에도 불구하고 일제의 민족말살(民族抹殺) 교육이 몸에 배인 기성세대들의 민족문화에 대한 열등의식 때문에 우리의 전통을 계승하지 못하고 있다.

나의 연구와 관찰에 따르면, 우리 겨레는 홍익인간(弘益人間)과 인(仁)의 전통이 면면히 흐르고 있으며 타인에 대한 관심과 배려가 유별나게 깊은 전통을 가지고 있다.

인사를 할 때도 아침에 만나면 밤새 안녕하십니까? 잘 주무셨습니까? 식사 때면 식사를 했는가 묻고 눈치를 살펴서 안 먹은 것 같으면 먹었다고 해도 밥을 차려 준다.

사람을 만나면 고향, 본관, 집안, 가족, 사업이나 학업 등등을 물어본다. 또 안색을 보고 건강한가 건강하지 않은가? 무슨 근심이 있는가? 무슨 좋은 일이 있는가?를 알려고 한다. 외국 문화를 잘못 접한 사람들은 이런 좋은 전통을 부정적으로 보고 배척하는 사람들도 많다.

오히려 제 삼자인 외국인이 한국의 전통을 올바로 직시한다. 여러 해 전에 한국에 온 프랑스 팬클럽 회장에게 일주일 뒤에 기자가 한국에 대한 인상을 물었다. "무어라 말할 수 없으나 영혼의 안식처"라고 한 답변이 가장 적절하고도 대표적이라고 할 수 있다.

많은 외국인이 한국에 오면 혈색이 좋아지고 긴장이 풀린다. 최근에

소련 대통령 고르바초프 부부의 일본에서의 표정과 한국에 도착했을 때의 혈색이나 표정이 다른 까닭은 우리 전통의 우수함을 증명하는 것이다. 그들이 자기 나라에서도 그런 편안한 마음을 가져 본 일이 얼마나 있을지 의문이다.

앞으로 기회가 있을지 모르겠지만 우리 동포들이 잘못 알고 있는 우리 자신에 대한 여러 가지 좋은 점을 독자에게 알려 주고 싶다.

나의 바람은 단편적인 글에서 공통되는 깊은 뜻을 되풀이해서 읽고 깨달아서 자신과 가족, 친구, 자녀 교육에 도움이 되었으면 하는 것이다.

끝으로 매번 책을 내는데 나를 대신해서 많은 수고를 해 주신 출판부 여러분께 감사 드린다.

1991년 5월 12일
성북동에서 저자

1장¯ 한국인의 노이로제

2장 ̄ 한국인의 가정생활

3장 ̄ 한국인과 일본인

한국인의
노이로제

인생의 의미

정신분열병으로 한 두어 달 입원을 했다가 퇴원한 뒤 일주일에 두 번씩 정신 치료를 받고 있던 처녀가 하루는 인생의 의미가 무엇이냐고 묻는다. 인생의 의미를 모르겠다고 한다. 그녀가 처음에 입원할 때에는 불안해하고 성당에서 만난 남자에 대한 생각으로 가득 차 있었으며 퇴원할 때에도 그 남자와 언제 어디서 틀림없이 만난다는 망상을 가지고 있었다.

이 처녀의 병의 원인을 알기 위해서는 어린 시절까지 거슬러 올라가야 한다. 그녀의 앞집에는 돈 많은 기생 출신의 할머니가 혼자 살고 있었다. 그녀는 낮이면 늘 앞집에 가서 맛있는 것을 먹고 놀지만 저녁에 집으로 돌아오면 식구들에게 생기는 미안한 마음을 어찌할 수가 없었다. 중학교 때에 이 할머니가 돌아가시자 점차 마음이 공허해지고, 고등학교 때부터는 부모가 미워지고, 와서 일하는 아이가 미워졌다. 그러던 중 성당을 나가게 되었다.

입원하기 몇 년 전부터 하나님의 목소리가 들리기 시작하고, 일 년 전에는 스스로 정신과 의사를 찾아가서 치료를 받았으나 상태가 악화되어 결국 부모가 데리고 오게 되었다.

이 처녀는 퇴원 직후 남자가 머리에서 떠나지 않고 있다가, 자기는 수녀가 될 요건을 갖추었다고 수녀가 되겠다고 말을 했다. 나는 부모님에게도 그러한 사실을 일러 주고, 수녀가 되려고 하는 이유가 무엇인지 물어보니 하나님의 사랑을 받기 위해서란다. 성당을 왜 가게 되었는가를 물어보니 하나님의 사랑을 받기 위해서 갔단다. 그러면서 수녀님을 만나 상의해 본다고 하기에 "그럼 수녀님에게 수녀가 되기 위한 외적인 요건 이외의 다른 자격이 무엇인가 물어보아라. 당신은 하나님의 사랑을 독점하기 위해 수녀가 되겠다고 하지만, 수녀가 되면 사랑을 받는 것이 아니라 남에게 사랑을 베풀고 봉사해야 하는데 당신의 목적과 정반대가 되지 않는가?" 했더니, 아무튼 수녀를 만나러 간다고 하기에 만나거든 솔직하게 마음을 털어놓고 의논해 보라고 했다.

다음날 수녀를 만나고 왔다면서 수녀님 말씀이 우선 의사 선생님 말씀 잘 듣고 치료를 잘 받으라고 하더라는 보고를 한다. 나는 정신이 건강하지 않으면 수녀 생활이 견디기 어려워 도중 하차하든지 아니면 노이로제나 정신병에 걸리는 경우가 왕왕 있으니, 수녀가 되려면 우선 정신이 건강해진 뒤에 생각해 볼 문제라고 일러 주었다.

이 환자는 워낙 부모의 협조가 철저해서 다른 환자들보다 빨리 회복되는 편이다. 처음에는 부모 특히 아버지가 밉다고 했는데 점차 부모에 대한 감정이 좋아졌다. 일하는 아이에 대해서 가졌던 미운 감정도 아이가 집안 일을 많이 하고 어머니와의 접촉이 많아서 자기보다 어머니와 더 가깝다는 질투, 즉 어머니의 사랑을 빼앗아간다는 느낌에서 나온 것임을 깨닫게 되었다.

할머니 집과 부모의 집을 왔다 갔다 하는 사이에 집에 오면 자기 혼자 맛있는 것을 먹고 왔다는 죄의식을 지울 수 없고, 할머니에게 의지를 하고 있어도 피를 받은 부모와는 같을 수가 없으니 뿌리 없는 나무 아니면 대단히 미약한 뿌리를 가진 나무와 같았다. 할머니 집도 내 집이 아니고, 내 집도 내 집 같지 않고 오히려 일하는 아이가 도사리고 있는 곳이라는 의식이 강했다. 중학생 때 쯤에는 할머니가 돌아가신 뒤에 미약하게 남아 있었던 그쪽 뿌리가 없어지고, 부모 형제한테도 뿌리를 내리지 못하여 방황을 했다. 그러다 하나님 다음으로 남자에게 공상 속에서나마 뿌리를 내리고자 한 것이 비로소 자기의 병이라는 것을 깨닫게 되었다. 그 후 부모 형제를 되찾게 되고 그렇게 미워하던 아버지하고도 얘기를 잘하게 되었다.

그래서 노이로제나 정신병은 성경에서 말하는 탕아(蕩兒)나 불경에 나오는 집을 잃고 방황하는 아이와 같다는 것을 일러 주었다. 집을 두고 방황하는 것이 환자요, 집으로 돌아오는 것이 정신 건강이고, 마음이 밖으로 흩어져 있는 것이 환자고, 마음을 잡은 것이 건강 회복이라고 말해 주었더니 알겠다는 표정을 짓는다.

이 즈음 이 처녀는 부모로부터 사랑받고 있다는 것을 느끼면서 하나님이나 남자로부터 떨어져 나오게 되자 무엇 때문에 사느냐는 의문을 갖게 된 것이다. 나는 환자에게 이렇게 일러 주었다. 노이로제나 정신병 환자는 병이 낫기 전에는 노이로제적인 욕구, 즉 사랑을 독점하자는 갈애(渴愛)에 집착했다가 그것이 허망하다는 것을 깨달으면 의미의 공백이 온다. 왜냐하면 그때까지는 사랑, 관심, 인정, 칭찬 등만이 의미가 있고 다른 것은 의미가 없었기 때문이다.

사랑의 갈구가 의미 없다면 자연 모든 것이 무의미하게 될 수밖에 없지 않는가? 인생은 원래 의미가 없는 것이다. 인생의 의미를 알게 되려면 인생에 아무런 의미가 없다는 것을 받아들여야 한다. 이것이 불교에서 말하는 공(空)이다. 의미가 없다는 것을 받아들이면 새로운 의미가 나타난다. 그 의미는 자기가 만드는 것이다.

이미 고인이 된 미국의 신학자이자 철학자인 하버드 대학 교수 폴 틸리히는 『존재의 용기』란 책에서 무(無)를 받아들임으로써 유신론적인 실존주의에서는 신들 위의 신을 만난다고 했고, 무신론적 실존주의에서는 자아를 만난다고 말하고 있다. 이 신들 위의 신이나 자아라는 것이 불교에서 말하는 본래면목(本來面目)이다.

집에 가서 아버지에게 인생의 의미를 물어보라고 했다. 다음 시간에 와서 하는 얘기가, 아버지에게 물어보았더니 처자를 먹여 살리고 자녀를 교육시키고 사회에 봉사하는 것이라고 하였단다. 나는 그것은 일반적인 생의 의미고, 우리가 하루에 세 끼씩 동물과 식물을 잡아 먹고 있는 것이 현실이 아닌가. 이것을 우리 인간들의 가치로 본다면 말도 안 되는 것이 아닌가?

그러나 엄연한 현실이다. 사람들은 이런 현실을 외면하고 자기가 만든 착각 속에 살고 있는 것이다. 모 화가의 경우 인간적인 가치를 가지고 이러한 하루하루의 살생(殺生) 행위를 받아들일 수가 없었기 때문에 미친 것이다. 인생에 의미가 없다는 허무에 머물러 있으면 소위 실존주의가 되고 여기에서 빠져 나오지 못하면 미친 사람이 되는 것이다. 이것이 선에서 말하는 낙공(落空)일는지 모르겠다.

정신 건강, 각(覺)은 이러한 생의 허무함을 깨닫고 자기 자신의 생의 의미를 발견하는 것이다. 의미는 주어지는 것이 아니라 자신이 만들어야 하는 것이다. 억지로 만든다고 되는 것이 아니고 발견해야 하며 자연스럽게 자라는 것이다.

아무튼 이 환자는 대학원생인데 모두 알아듣지 못하겠지만 방향은 잡아가고 있다. 그렇지만 본인이 생각하는 것보다는 오랜 시간이 걸린다. 왜냐하면 한 번 깨닫고도 금방 잊어버리기 때문이다.

건강한 사람

매일 정신과 환자들의 말에 귀를 기울이고 있노라면 증상이 좀 가벼운 환자를 만나게 될 때 한결 편안함을 느낀다. 정신과 의원을 시작한 지 이십여 년이 되는데, 그동안 우리 병원에서 일한 종업원들을 돌아보면 정신이 건강한 사람이 드물다. 그러나 옛날에는 비교적 머리가 좋고 건전한 사람이 많았던 것 같다. 물론 처음에 남자 간호사는 과거에 사람들과 몸싸움을 해서 팔에 칼자국이 생기고 군대마저 거부당한 적도 있었으나, 대체로 성실한 바탕이 있어 오래 있을수록 건강해지는 경향이 있었다. 비교적 성실한 친구는 일이 한가할 때마다 공무원 시험 준비를 해서 교도관이 되어서 인사를 하러 오기도 하였다.

처음에 왔을 때에는 뭘 시키면 헛기침을 하는 여자 간호사가 있었다. 그녀는 근무하면서 통신 고등학교와 간호보조학원을 졸업해 초등학교 교사와 결혼해서 지금은 아들, 딸 낳아 잘 살고 있다.

그러나 정신 건강이 좋지 않은 경우에는 비록 덩치가 크고 건장한 사나이라도 병실에 올라가서는 불안해서 잠을 못 자겠다며 며칠이 되지 않아 그만두기도 한다. 어떤 예쁜 여자 간호사는 열심히 근무하겠다고 다짐을 한 뒤에 병실에 올라가서 그날로 못 견디겠다고 울고 불고 하면서 그만두었다.

심한 경우에는 병실을 하나 점령하고 들랑거리면서 간호사의 신분을 잊고 마치 자기가 입원을 하고 있는 것처럼 행동을 해서 그만두게 한 일도 있다. 이러한 경우에는 자기의 잘못을 깨닫지 못한다. 환자와 다투는 여자 간호사들도 종종 있다. 이런 때는 그만두라고 하지 않아도 스스로 다른 직장을 구해서 나간다. 며칠 근무하다가 몰래 도망치는 경우도 한두 번 있었다.

흥분한 환자를 입원시키려면 체격이 좋은 남자 간호사가 있어야 하는데 제 구실을 하는 간호사를 구하기가 어렵다. 산업이 세분화되기 전에는 일자리가 적어 비교적 머리도 좋고 똑똑한 사람을 구할 수 있었는데 근래에는 남녀를 막론하고 수준이 떨어진다.

얼마 전에 간호사 역할을 제대로 못하는 여자 두명이 있었다. 많이 좋아지기는 했어도 아직 멀었고, 장차 뭘 책임질 만한 능력이 부족한 것 같았다. 하루는 내가 운동을 갔다 오니 취직해서 나갔다고 했다. 다른 간호사에게 물어보았더니 모 백화점의 점원으로 취직했다고 한다. 그래서 나는 점원 노릇을 어떻게 할 수 있을까 걱정했는데, 아니나 다를까 하루 만에 다시 갈 수 없겠냐고 전화가 왔다. 하루

만에 거기서 쫓겨난 모양이다.

다른 한 간호사는 다른 데로 취직을 해서 나갔는데 놀러 오겠다고 인사를 하고 나갔다. 이 간호사는 환자와 싸우곤 했어도 자기 문제를 해결하면 그래도 잘 살아갈 수 있는 바탕은 되어 있었다.

두 여자 간호사가 나간 뒤에 스물한 살 먹은 여자 간호사가 들어왔다. 제주도 출신으로 형제가 여럿이란다. 우리 병원을 개설한지 이십여 년 만에 처음 보는 건강한 직원이다. 정신 건강의 표본이다. 워낙 요사이는 건강한 사람을 보기가 어려운데 이 간호사는 전혀 타인에게 스트레스나 부담을 주지 않는다.

뭘 물으면 반드시 성실하게 대답을 한다. 취미가 뭐냐고 물었더니 독서라고 한다. 환자들 간호에 도움이 될까 싶어 내가 쓴 『현대인과 노이로제』란 책을 주고 읽어 보라고 하였다. 다음날 물어보니 조금 읽었다고 하면서 다른 소설책을 들고 있었다. "왜?"라고 물으니 조금 딱딱하다고 한다. 모든 것을 사실대로 대답한다. 한 열흘 후에 물었더니 다 읽었다고 한다.

이 간호사는 인사가 바르다. 만나면 꼭 인사를 하고, 병실에 올라갔다가 나오면 "수고하십시오." 하면서 가벼운 미소를 짓는다. 만날 때마다 가볍게 웃는 얼굴인데 아첨하는 것도 아니고 자연스럽고 은근하고 조용하다. 전혀 부담이 되지 않는다.

정신과 간호도 처음이고 간호보조학원을 졸업한 지 일 년밖에 안 되고 그 동안 일반 의원에서 근무하다가 왔단다. 일요일은 혼자 병실을 지키고 있다가 입원 환자의 부모가 왔을 때도 전화로 어떻게 할까 물어본다. 모든 것을 시키는 대로 하고 모르면 물어 본다. 일을 시키면, 모르는 것은 물어보고 가르쳐 주는 대로 하니 전혀 신경이 쓰이지 않는다.

나는 늘 새로 직원을 채용하면 처음에 일러두는 말이 있다. 우리가 직원을 채용하는 것이나 취직하는 사람이 서로 조건이 맞아서 고용하고 고용되는 것이니 서로의 요구 조건을 분명히 알고 시작해야 된다. 부모 형제도 형편이 바뀌거나 뜻이 안 맞으면 따로 살게 되는데…… 조건이 안 맞으면 스스럼없이 얘기하고, 떠날 때는 미리미리 얘기를 하라고 한다. 고용된 사람이 마음에 안 들면 나가달라고 할 터이니 그리 알고, 이것은 양편이 똑같이 가지는 권리라는 것을 말해둔다. 대개는 자기 입장만 생각하고 자기가 그만 두고 싶을 때에는 고용자의 사정을 생각지 않는 사람이 가끔 있다. 다 같은 권리자라는 것을 인정하기 싫어한다.

그리고 '무엇이든지 시키는 대로 하고 모르거나 불확실한 것은 물어보고 무엇이 잘못되거나 사고가 나면 즉각 보고해라. 만약에 무엇이 잘못되어도 보고를 안 하면 24시간 내내 무슨 일이 일어나고 있지나 않나 걱정을 해야 된다'라고 말한다. 보고하는 것이 습관이 되면 보고가 없을 때 모든 일이 잘 되고 있는 것이려니 생각하고 안심을 할 수 있다. '말을 잘못 알아듣겠으면 되물어서 확실히 이해를 해라' 하고 이런 식으로 지시를 해도 상당히 건강한 사람이 아니면 잘못된 것도 보고하지 않고 있거나, 자기딴에는 잘한다고 지시대로 않고 일을 그르치는 경우가 종종 있다.

정신이 건강한 사람은 마음속에 특별한 감정이나 생각이 없기 때문에 밝은 거울과 같아서 모든 것에 깨끗이 반영이 된다. 이상한 반응이 나타나지 않는다. 모든 언동이나 자세가 자연스럽고 부드러우며 급하지 않고 느리지도 않고, 모르면 묻고 배워서 하고 책임을 질 줄 알고 경직되거나 긴장하지 않고 집중을 잘한다.

모든 것을 힘 들이지 않고 잘 배운다. 불평이나 잔소리가 없고 어려우면 어렵다고, 못하겠으면 못하겠다고 말한다. 대화가 잘 되며 타인의 마음을 편하게 해 준다. 정신이 건강하지 않으면 이것과 정반대다. 건강한 사람만이 사는 곳이 극락이고 천당이다.

사랑의 심리학

우리는 원래 사랑이라는 말을 잘 쓰지 않고 사랑을 남 앞에서 노골적으로 나타내지 않는 것을 미덕으로 삼아 왔다. 그러나 오늘날 서양 문화를 우리 문화보다 더 나은 것으로 여겨서 사랑이라는 말을 헤프게 쓰고 남 앞에서 사랑을 표현하는 행동을 좋은 것으로 생각하는 사람이 늘어나는 듯하다. 그러면서 참되고 깊고 은근한 사랑은 시들어가는 것이 아닌가 의심케 한다.

사람은 사랑 없이는 정서적 성장이 되지 않을 뿐만 아니라 지능도 발달하지 않고 신체 발육도 되지 않아 결국은 죽고 만다. 우리가 공기를 마시지 못하거나 음식을 먹지 않으면 죽는 것과 같이 사랑을 받지 못해도 죽는다. 사랑은 마음의 양식일 뿐만 아니라 몸의 양식이기도 하다.

사람이 성숙해지고 건강해지려면 갓난아기는 전적으로 다른 사람의 사랑, 관심, 보살핌이 필요하다. 이렇게 부모, 특히 어머니로부터 변함없는 따뜻한 사랑과 관심을 받은 사람은 건강하고 성숙한 사람이 된다. 또 사랑과 보살핌을 받아서 할 수 있게 된 일은 스스로 하게 맡기고 해 주지 말아야 잘 자란다. 보살펴 주는 부모나 부모의 대리자로부터 점차 떨어져 독립하는 것이 성숙이다. 이처럼 부모에 예속되지 않고 독립을 하는 개인화(individuation)가 생후 8개월부터 시작한다는 것이 관찰되었다. 그러나 현실에서는 부모로부터의 분리와 개인화가 뜻대로 되지 않고 잘못되는 경우가 많다. 그런 경우에는 인격이 미숙하고 정신 장애가 생기게 된다. 건강한 부모의 사랑은 농사를 짓거나 화초를 기를 때의 이치와 같다. 사랑을 줄 때는 충분히 흡족하게 주어야 한다. 간섭이나 사랑을 주는 것이 자녀에게 불필요할 때에는 지켜만 보고 가만 두어야지 농작물이나 화초처럼 잘 자란다. 관심은 늘 가지되 지켜보고 있으면서 필요한 것만 해 주는 것이 제일 잘 자라게 하는 것이다. 절대로 앞질러 대신 해 주어서는 안 된다. 자기가 느끼고 생각하고 어려워할 때 같이 의논하고 필요한 도움을 주어 해결하게 한다. 될 수 있는 대로 스스로 할 수 있게 도와주어야 하지 본인이 서툴다고 대신해 주어서는 안 된다.

카운슬링이나 정신 치료는 내담자나 환자가 자신의 고통의 원인이 되는 마음, 즉 응어리진 사랑의 상처를 찾아서 깨닫게 하고 풀 수 있게 도와주고 새롭게 자라게 도와주는 것이다. 이것이 이루어지려면 상담자의 태도나 인격이 내담자가 보았을 때에 '이 사람에게는 무슨 얘기를 해도 어떠한 말과 행동을 해도 어떤 표정을 지어도 받아들여질 수 있겠다'는 느낌을 가질 수 있어야 한다. 내담자는 마음의 응어리, 콤플렉스, 참선(參禪)에서 말하는 가슴에 거리끼는 물건[礙膺之物]이 풀리지 않기 때문에 고통을 받는 것이다. 이러한 응어리를 스스로 해결하지 못하고 호소해서 받아줄 사람도 찾지 못하고 있는 것이다. 상담자는 바로 내담자가 평생토록 찾지 못하고 있는 의논의 상대가 되어 주는 것이다.

사실 상대가 되어 준다는 것도 쉽지 않다. 내담자의 고통을 듣고 있는 동안 상담자 자기도 모르게 자신의 문제에 자극을 받아서 내담자를 바로 이해하지 못하고 오히려 해칠 우려가 있기 때문이다. 그러므로 상담자도 성숙된 사람이라야 옳게 상담을 할 수 있다. 바른 사람이 하는 정신 치료라야만 효과가 있다고 과거 30년 이상의 정신 치료의 연구 결과가 말해 준다.

어떤 미모의 젊은 여자가 일 년 이상 정신과 의사에게 외래 치료를 받아도 낫지 않아서 우리 병원에 입원한 일이 있다. 해방 후에 그렇게 심한 환자를 본 적이 없다는 말이 나올 지경이었다. 두세 살 때 어머니에게 거부당한 느낌을 받아 그 감정이 풀리지 않자 정신분열증이 되어 결혼한 지 6개월 만에 남편을 버리고 친정으로 와 버린 것이다. 내가 이 점을 지적했더니 환자는 어머니가 어려서부터 자기 보고 '너는 사랑을 해 주어도 입에 넣었다가 도로 뱉어버린다'고 했다고 한다. 환자는 이 말을 하고부터 그렇게 지리멸렬한 소리만 지껄이던 정신분열증 증상이 없어지고 대화가 가능한 사람이 되어 계속 건강하고 성숙한 길을 가고 있다.

이 환자의 경우 어머니로부터 사랑을 받지 못했다는 마음의 앙금이 사라지지 않고 커서 정신병이 된 것이다. 한번 이러한 앙금이 생기면 이 앙금이 없어지기 전에는 아무리 사랑을 해 주어도 사랑을 받아들이지 않기 때문에 병이 되는 것이다. 이 마음의 응어리를 찾아서 삭게 해 주는 것이 근본 치료다.

서양 사람들은 사랑을 하느님에 대한 사랑, 부모의 사랑, 이성간의 사랑 세 가지로 구분한다. 우리는 전통적으로 두 가지로 구분하는 것 같다. 즉 욕심에서 나오는 사랑인 애욕(愛慾)과 욕심이 없는 태양과 같이 차별 없이 베푸는 인(仁)또는 자비(慈悲)다. 치료자가 환자에 베푸는 사랑은 차별적인 애욕이 아니라 무차별적인 일시동일(一視同一)의 사랑인 인이나 자비다.

어떤 처녀는 교회에서 만난 남학생이 자기를 사랑한다는 망상에 깊이 빠져있어 퇴원할 때에도 몇 날 며 칠, 몇 시에 어느 곳에서 만나기로 되어 있다고 생각을 하고 있었다. 병이 난 지 2년이나 되고 치료를 받고도 낫지 않아서 내게 데리고 온 환자여서 처음에는 회복이 더디었다. 이 처녀의 경우는 어릴 적 어머니에게 안정된 사랑을 느끼지 못하며 자랐고, 대학을 졸업하고 직장 생활을 하다가 그만두고 교회에 다니다가 발병한 것이었다. 환자가 깨달은 것은 어머니로부터 받아야 할 사랑이 충족되지 않아서 남자가 자기를 사랑한다고 망상을 하고, 남자가 자기를 거절하니까 하나님이 자기를 사랑한다고 믿었다는 것이다. 결국은 사랑 받고 싶은 마음이 현실에 맞지 않고 자기 할 일을 하고 스스로 자기를 사랑해서 독립해야 한다는 것을 배워가고 있다.

사랑받고 싶은 욕구가 심히 충족되지 못하면 바람이 나든지 아니면 억압을 해서 병이 난다. 정신 치료를 하면 치료자에게 사랑받고자 한다. 그러나 사랑이 충족되지 않는 경우 치료자에 대한 적개심을 깨닫고 사랑받고자 하는 욕구를 줄여 가는 것이 치유고, 성숙이고, 도를 닦는 목표이다.

자신감을 심어 주라

얼마 전에 미국에 있는 둘째 딸이 큰 아들 사진을 보내왔다. 무척이나 자랑스런 모양이다. 만 3년 반인데 늠름하고 활기차고 자신감 넘치는 표정이다.

이 아이가 처음 태어났을 때에 아들이라 해서 모두들 기뻐했다. 사위도 외아들이라 더욱 그랬다. 그러나 소아과 의사가 아기 머리가 너무 크니 매달 머리 둘레를 재라고 했다. 우리는 혹시 뇌척수액이 순환이 잘 되지 않고 물이 고여 뇌를 압박해 바보가 되는 병이 아닌가 하고 늘 조마조마했었다.

그 후의 경과는 머리가 무거워서 머리를 잘 가누지 못하지만 정상적인 발육을 하고 머리숱 구멍도 잘 메워진다고 해서 안심을 했다. 돌이 되기 전에 내가 가 보았을 때에는 코를 질질 흘리고 할머니를 잘 따르나, 낯선 사람에게는 낯가림을 하고 엄마가 안 보이면 잘 우는 불안한 아이로 비쳤다.

　서울에 와서 돌잔치를 했을 때에도 크게 변함이 없고 운전기사를
보면 무서워하고 울었다. 한 달쯤 있는 동안에 내가 다리를 들어 보
이면서 흉내를 내게 했더니 재미를 붙이고 즐거워했다. 그러나 불안
해하는 것은 고쳐지지 않았다. 아이가 커서 정신 질환이 되지 않을까
걱정이 떠나지 않았다.

　미국으로 돌아간 후에도 '할아버지' 하면 다리를 든다는 소식이
들려왔다. 이때에도 처음에는 낯선 사람을 두려워하고, 아버지나 어
머니가 나가면 울곤 하였다. 외할머니나 이모하고도 친해진 뒤로는
아양을 떨면서 찰싹 붙는다. 그러나 저의 아버지나 어머니가 있으면
이모나 할머니에 대한 태도가 언제 보았더냐는 식이다. 수영장에 가
도 저보다 어린 동생은 서슴없이 물에 들어가는데 그 아이는 서너 번
째서야 겨우 물에 들어갔다.

　이번에는 세 돌을 맞아 우리 집에 왔다. 이제는 자라서 여러 가지
운동도 할 수 있게 되어 아이를 빙글빙글 돌리면 아이가 무서워하
며 울었다. 비행기라고 내가 누워서 애기 팔을 잡아 발로 애기 다리
를 받치면 좋아하고 나중에는 '비행기' 하면서 가르치지도 않았는데
'붕' 하고 비행기 소리를 내면서 팔다리를 떨며 즐거워했다.

　아이 발을 잡고 소를 몰 듯이 "이랴! 이랴!"하면 팔을 교대로 앞으
로 손을 짚으면서 가게 하고, 얼마나 많이 짚나 수를 세는 놀이를 했
다. 마당에 나가서는 공차기를 시키니 자기가 이런 것을 할 수 있다
는 데 자신감과 자부심이 커 가는 것을 볼 수 있었다.

나만 보면 "할아버지, 이랴! 이랴!" 또는 "비행기" 하면서 조르고 "이랴 이랴"도 조금이라도 더 많이 하려고 하며, 많이 하고 나서는 흐뭇한 표정과 자신감에 넘치는 모습을 보인다. 초등학교 1학년의 외사촌 누이가 노래를 부르면 자기가 만들어서 따라 부른다. 부르고 나서는 "박수!" 하고 박수 치기를 강요한다. 외사촌 누이가 피아노를 치면 자기도 옆에 가서 혼자서 폼을 재면서 피아노를 친다. 누이가 그림을 그리면 자기도 그림을 그린다고 나름대로 선을 그리면서 성취감을 만끽한다. 저녁에 내가 현관에 들어서면 누구보다도 재빨리 나타나서 "할아버지! 나 왔다!" 하면서 팔을 내밀며 안아 달라고 한다.

이것은 온 식구가 자기를 전폭적으로 환영하고 사랑하고 도와주니 항상 마음이 편하고 즐거우며 자기가 최고라고 생각을 갖고 있기 때문에 "나 왔다!" 하고 자신만만한 것이다. 어느 때에는 내가 거실에 앉아 있으면 둥근 의자를 내가 앉아 있는 의자 가까이 갖다 놓고 그 위에 올라가서 내 무릎으로 뛰어 오면서 보라는 듯이 해 보인다. 이것은 자기 혼자 생각해 낸 창작이고, 비행기를 태워 줄 때 팔 다리를 흔들고 "붕!" 하면서 소리 내는 것도 순전히 자기 창작이다.

보기만 해도 무서워하던 운전기사와 친해져서 전에는 기사하고 같이 차타고 가라면 놀라서 울던 아이가 혼자서 차를 즐겁게 타게 되고 기사를 보면 자기가 먼저 "아저씨! 나 안아줘요." 하고 팔을 내민다. 모든 사람이 자기를 환영한다는 느낌에 가득 차고 자기가 여러 가지를 할 수 있다는 확신을 갖게 된 것 같이 보였다.

이것은 미국으로 돌아간 후에 들은 얘기지만 작년에 왔을 때 자기

큰집에 가서는 2시간이나 현관에 있다가 왔었다고 한다. 불안이 없어지니 아무데나 가기를 좋아하고 운전기사에게 길도 가르쳐 준다.

혈색도 처음에 왔을 때에는 누렇던 아이가 빨갛게 익은 사과같은 색깔을 띠고 눈이 반짝반짝거리고 팔다리와 가슴에 살이 포동포동하다. 자세도 제법 꼿꼿하고 동작이 지극히 민첩해졌다. 그러면서 누나에게도 지지 않으려는 경향이 나타났다. 처음에는 누나를 따라다니면서 배우다가 자신감이 생기니 이기려는 경향이 생긴 것이다. 이 점은 앞으로 고쳐야 할 문제가 아닌가 하는 생각이 든다.

미국으로 떠난 뒤에 들리는 소리가, 잘 있는데 여전히 활발해서 학교에 가서도 노래를 잘 부르고 집에 오면 학교에서 있었던 얘기를 하면서 선생님이 저한테 "그러지 마라!" 한다며 영어를 한다고 했다. 전화에 대고 노래를 부르기도 한다.

한번은 우리 집에 와 있을 때에 학교에서 같이 있는 서양 여자아이 얘기를 하면서 목소리며 그 표정이 다 큰 사람이 연인을 사모하는 것과 꼭 같아서 저의 이모나 할머니를 놀라게도 하고 즐겁게 해 주기도 했다. 작년, 한국에 오기 전에 이 학교에 처음 갔을 때 아무 말도 없이 있다가 한 주일 지나고는 적응을 잘 했다는 얘기를 들었다.

이 아이는 머리가 너무 좋아서 밖으로부터 들어오는 정보가 너무 많다 보니 금방 정보처리가 되지 않아 불안해하는 것이 아닌가 생각한다. 그리고 미국에서는 접촉하는 사람이 적고 서울에 와 있을 때처럼 모든 사람이 자기를 환영하고 사랑해 즐겁게 해 주고 또 자기의 능력을 운동이나 여러 가지 일을 통해서 확인할 수 있어서 그렇게 변한 것이 아닌가 생각을 한다.

내가 정신과 의사를 45년 동안 하고 있으면서 정신병이 대부분 친자 관계, 대인 관계, 대화, 건전한 사랑이 없어서 생긴다고 믿고 있지만 대화나 인정, 사랑, 자신감을 주는 것이 이렇게 속효를 거두고 성격이 확 변한다는 것을 보고 놀라지 않을 수 없다. 아이들을 기르는 부모, 제자를 가르치는 스승, 국민을 다스리는 지도자들이 자녀나 제자, 국민의 마음을 편하게 해 주고, 사랑해 주고, 받아주고, 이해해 주고 자신감만 부여해 준다면 그 나머지는 스스로 다 한다는 것을 얼마나 실감하는지 안타까울 뿐이다. 마음을 편하게 해 주고 자신감을 불어넣어 주면 모든 것이 끝난다.

선과 정신분석

(禪)

내가 교육을 받던 시절 한국 사람들은 한국의 것을 모두 보잘 것 없다고 말하여 왔다. 내가 의학 공부를 하는 데도 서양에서 발달한 공부를 배우는 관계로 동양의 것은 모두가 볼 것 없다는 식의 환경에서 지내 왔다.

그런데 아무리 생각해 봐도 그렇지만은 않았다. 우리나라 역사가 장구한데 그 역사 속에 무가치한 것만이 담겨 있을 리가 만무하다. 동양의 정신과 문화는 심원한 것이다. 현대식 표현으로 이것을 번역할 필요가 있었다. 이것이 당시 나의 결론이었다. 이런 나의 생각은 정신의학에 치중하면서 더욱 구체화되고 더욱 새로운 것을 알게 되었다. 그것은 동양의 정신문화는 서양을 훨씬 앞서 있다는 사실이다.

오늘날 서양의 정신 치료는 정신분석이 최고다. 나도 이것을 공부하였지만 동양에는 없는 것일까? 의심해 오던 차에 한번은 동국역경

위원으로 계신 분이 입원하여 만나게 되었다. 그런데 그분이 대혜 선사(大慧禪師)의『서장(書狀)』을 읽으면서 나에게 물어 왔다. 그가 묻는 것을 자세히 듣고 대답을 하다 보니 그것이 바로 정신 치료였다. 불교의 핵심은 집착을 없애라는 것임을 알았다. 서양의 정신분석은 근래에 그런 관심을 갖게 되었다. 미국의 '알란 타스만'이 말하기를 '동양의 종교는 서양적 의미의 종교도, 철학도 아닌 정신 치료다' 하였다. 정말 대혜 선사의『서장』을 읽어 보니 '이것이 바로 정신 치료법이구나'라는 것을 느끼게 되었다.

그 후 이행원 스님 김월운 스님, 이지관 스님 등 여러분과 만나 조사어록도 배우고 참선도 하였으며, 또 탄허 스님을 만나 여러 가지를 배우기도 했다. 불교의『기신론』,『능엄경』,『보조법어』,『영가집』등 여러 경론을 살핀 바로는 분명히 불교의 정신 치료법은 서양보다 훨씬 깊고 역사가 길다. 서양의 정신분석학은 20세기에 성립하였지만 동양의 도(道)는 벌써 2,500년 전부터 열려 있었던 것이다.

선과 정신분석에 대하여 잠깐 비교해 보면, 선은 불심(佛心)을 목표로 한다. 그것은 번뇌가 없고 때묻지 아니한 깨끗한 마음을 의미하며 만인이 자기 자신에게 그것을 깨닫기를 가르친다. 그런데 서양의 정신분석은 초기에 그렇지 아니하였으나, 근래에 와서는 '자기실현을 촉구하는 것'이라 하고, '진정한 자기로 돌아가는 것'이라 하며, '잠재적 자기를 현실화 하는 것'이라고 말한다. 탁월한 정신의학자 융은 '정신분석은 남이 아니고 자기가 되는 것'이라고 하였다.

불교에서는 범부를 중생이라 하는데 중생이라 하는 것은, 자기 본성을 잃은 상태를 말한다. 그런데 정신분석에서는 모든 사람들은 다 소간에 노이로제가 있다고 보는 것이다. 물론 의사도 그러하다. 자기가 참자기를 다 드러내지 못하고 있다는 뜻이다. 불교에서 인간 본성을 다 드러낸다든가 자기 보배를 자신에게서 구한다는 말은 결국 노이로제에서 벗어나야 한다고 보아야 할 것이다.

석가모니 부처님이 도를 이루실 때 바깥의 경계를 취하지 아니하고 스스로의 마음을 비추어 봄으로써 도를 깨달았다고 한다. 정신분석에서는 투사(投射)라는 심리 현상이 있는데 이것은 자기가 깨닫지 못하는 마음을 밖에서 본다는 말이다. 예를 들어서, 어떤 사람을 욕하고 있을 때 그 사람이 불쑥 나타나더라도 걸림 없이 말한다면 모르거니와 그렇지 않고 그것을 누르고 있으면 상대방이 무서워진다.

상대방이 그를 해치려고 하는 마음이 없건만 그 친구가 적개심을 가진 것처럼 착각하는 것이다. 이것이 투사다. 또 가족이 외출하여 늦게 돌아와서 미운 감정이 나 있을 때, 이것을 나타내지 못하고 눌러서 의식을 못할 때 밖에 나간 사람에게 어떤 불길한 일이라도 있지 않나 하는 생각이 든다. 이런 생각은 사랑하니까 미워하고 미워하니까 불길한 생각이 나는 것인데 이것 또한 투사다.

불교에서는 중생계를 착각에서 나타나는 경계라고 한다. 그래서 착각이 없어져 참된 자기를 돌이켜 비춰 보면, 자타가 그대로 명료하게 드러난다고 한다. 중생계가 인간이 자성을 잃은 착각 경계라 하는 점에서 정신분석과 공통점이 있는 것이다.

『서장』에서 대혜 선사는 마음의 애응지물을 제거하면 이것이 곧

각(覺)이라 하였는데 이것은 정신분석에서 말하는 콤플렉스를 말한다. 이 콤플렉스를 없애는 것은 집착을 없앤다는 뜻이며 집착을 없애면 이것이 바로 도(道)가 아닌가. 그러기 때문에 정신이 건강하려면 도를 닦아야 하며 그것은 마음의 콤플렉스를 없앤다는 말이다. '마음에 걸리는 것을 없애라. 이것이 불도로 가는 길이다'라고도 말할 수 있다.

기분 나쁜 일이 있을 때 그 원인을 없애는 것이 콤플렉스를 제거하는 것이다. 삼조(三祖) 승찬 대사(僧璨大師)는 『신심명(信心銘)』에서 '단막증애(但莫憎愛)하면 통연명백(洞然明白)하리라' 했는데 정신분석에서도 같은 말을 한다. 걸림 없는 경지가 참으로 중요한 것이다.

정신분석은 하다 보면 환자는 칭찬받고 싶어하고 사랑받고 싶은 욕망이 왕성함을 보게 되고 그런 만큼 사랑받지 못하면 적개심이 생기고 적개심이 생겨 이것을 누르면 죄책감이 생기고 자학하는 모습을 보게 되니 노이로제는 이렇게 해서 진전된다. 사랑받고 싶은데 사랑받지 못하고 미운 감정을 나타내지 못하며 억누르고 억누르면 더 미운 감정이 생기는 것이니 이렇게 해서 노이로제는 사랑과 미움의 윤회적 형태를 띠게 되는 것이다. 이러한 악순환에서 벗어나지 못하는 것을 정신분석을 통해 단절시키는 것이다.

정신분석에서 어떻게 건강을 회복하게 하는가. 환자가 건강을 회복하자면 정신분석 의사는 다섯 가지 장애를 넘어서야 한다고 한다.

첫째는 환자의 마음속에 엉켜있는 애응지물, 즉 콤플렉스를 알아야 하는데 환자의 일거수일투족에 이르기까지 모든 동작과 표정을 지배하는 핵심 동기를 이해하고 파악하여야 한다. 둘째는 환자로 하여금 모든 고통의 원인이 무엇인가를 깨닫게 해야 한다. 셋째로 의사는 환자가 부모 형제와의 관계에서 오는 감정이나 환경에서 느낀 감정을 의사에게서 느끼고 있는 것을 알아야 한다. 정신 치료를 하다 보면 환자는 의사가 몸만 움직여도 화를 내는 때가 있는데 이것은 부모 등 가족 관계에서 형성된 감정을 의사에게 무의식 중에 나타내는 것이다. 이것을 전이(轉移)라고 한다. 의사는 그것을 먼저 파악하여야 한다. 즉 감정전이(感情轉移)을 이해하여야 한다. 넷째는 환자로 하여금 의사에게서 부모에 대한 감정을 느끼고 있다는 것을 깨닫게 하여야 하는 것이다. 즉 각(覺)이 근본인 것이다. 다섯째는 장애물은 과거 무의식적으로 억압해 온 감정들이 병이 된 것이니 이것을 깨달았으면 깨달은 바를 망각하지 말고 의사와 협력하여 녹여야 한다. 여기에는 시간이 걸린다. 마치 선에서 깨달은 마음에 보림(保任)을 하는 거와 흡사하다. 불교에서 돈오돈수(頓悟頓修)라는 말이 있다. 깨달음만으로는 안 되고 깨닫기 전의 오랫 동안의 잘못된 환경에서 비뚤린 습기(習氣)를 제거하고 바로 잡아야 한다는 것이다. 이 과정도 시간이 걸린다. 이것이 정신분석 치료의 과정이다.

정신분석에 있어 가깝고 고마움을 느껴야 할 사람에게 어떤 사정으로 미워하게 될 때 그 미워하는 데서 오는 적개심을 표현하지 못하고 눌러 버린다. 이것이 노이로제다. 그런데 정신분석 치료에서는 이런 억눌린 감정을 그대로 다 내놓도록 한다. 적개심을 드러나게 하는 것이다. 정신 치료에 있어서 적개심이 터져 나온다는 것은 이것이 치료되는 과정이다.

예를 들면, 어머니를 칭찬하는 얌전한 환자가 있었다. 그런데 치료를 하다 보니 어머니에게 안 좋은 감정을 지니고 있음이 드러났다. 그러다가 그 감정은 어머니를 죽이고 싶은 데까지 이르렀다. 이것은 180도의 전환이다. 선에서 말하는 산이 산이 아니고 물이 물이 아닌 경지에 이른 것이다. 그런데 그 감정을 다 받아들이고 이해하고 풀어버리고 나면 남는 것은 어머니에 대한 좋은 감정뿐이다. 이것이 360도의 전환이다. 본래 제자리에 돌아온 것이니 산이 산이요 물이 물인 것이다.

노이로제에 걸리면 완전한 것을 보지 못하고 콤플렉스나 애응지물을 가지고 편협된 것만 본다. 이 착각을 떠나서 완전한 것을 보게 하는 것이 정신분석의 목적이다.

선사와 정신분석 치료자와를 잠시 비교해 본다. 마명(馬鳴)보살의 『기신론(起信論)』에 의하면 사람이 의식이 생기고 마음은 업식(業識), 전식(轉識), 현식(現識), 지식(智識), 상속식(相續識)으로 파생된다. 그리하여 업식이 정화되면 거기서 파생되는 다른 식이 자동적으로 정화되는 것인데 부처님은 업식이 완전히 정화되어 백정식(白淨識)이라 하고, 보살은 업식이 조금 남아 있기는 하나 전식하여 밖으로 투사하는 착각을 일으키지 않는다는 것이다. 말하자면 전식 이하가 완전히 정화되어 있는 것이다. 서양의 정신분석에서는 성숙한 치료자는 노이로제의 흔적이 남아있으나 이것을 스스로 잘 조절하여 투사를 하지 않는다. 이 점은 보살과 공통이라 하겠다.

정신분석에서는 자기분석에 성공한 사람이어야 다른 사람을 분석할 수 있다. 자기분석을 못하면 다른 사람을 분석하지 못한다. 5년 되든 10년이 되든 깨달아야 한다. 불교에서 근기에 따라 깨치는 자가 있는 것과 같다. 자기가 깨닫지 못하면 다른 사람을 치료하지 못한다. 그래서 졸업장을 못 받는 사람도 있으니 그것은 솔직하게 자기를 털어놓지 못한 데 원인이 있다.

자기 마음을 속이는 것이다. 자기를 속이지 않아야 비로소 정신이 건강해진 것이다. 이 점은 불교에서 스스로 깨달은 자여야 다른 사람을 깨닫게 할 수 있다는 것과 일치한다.

다음에 서양의 정신분석 치료자는 개인을 넘어서 환자나 이웃 국가 민족과 사회 인류 전체에 대하여 책임을 느껴야 한다고 하는 것인데, 이 점은 보살도 정신의와 같은 것이라 하겠고 또 보살은 중생상을 내지 마라 하는 것이어서 나는 보살이다, 너는 노이로제 환자다, 난 의사다, 너를 치료해 준다 하는 생각을 가지면 안 되는 것이다.

선(禪)하는 방법이 몇 가지 있지만 대체로 건강한 마음을 총동원해서 망상의 근원을 파고 들어가 녹여 버리는 것이라 하겠는데 각(覺)이 되면 몽교일여(夢覺一如)라 하여 꿈과 현실이 일치하게 된다. 정신분석 치료가 잘되면 처음에는 엉뚱한 꿈을 꾸다가도 차차 꿈이 현실과 가까워짐을 볼 수 있다. 끝으로 정신분석과 동양의 선(禪)을 비교해 볼 때 선(禪)은 보다 높은 곳을 지향한다 하겠다. 그래서 지도자 없이 혼자 수행 하게 되면 근기가 약한, 정신 상태가 약한 사람은 도리어 악화될 수도 있는 것이며, 선을 하는 사람에 있어서는 지도하는 사람에 따라서 방편을 쓰게 된다. 그러므로 참선하는 사람은 정신이 건강해야 한다. 선은 최고를 목표로 하고 있다. 정신분석도 그런 방향을 지향하고는 있지만 그와 같은 높은 경지에까지는 목표를 두지 않는다.

사고와 정신 건강

지난 가을 가뭄이 40여일 계속된 끝에 부슬비가 내리자 고속도로며 시외버스며 시내버스 사고가 갑자기 사방에서 터지더니 이리화약폭발사고에다 장성탄광의 참사에다 또 버스 추락 사고가 잇따르고 있다. 갑자기 이런 대형 사고가 많은 것을 어떤 조직적이고 고의적인 사고가 아닌가 하고 의심하는 사람도 있고, 우리가 잘 의식하지 못하는 어떤 힘이 작용하고 있는 것이 아닌가 의심을 하는 사람도 있다. 그 정도로 엄청나고 터무니없는 사고들이 빈발하고 있다.

대체로 이러한 사고들이 거의 다 미연에 방지할 수 있는 것이라는 데 의견을 일치한다. 응당 해야 할 것을 안했다든가 너무 무리를 한다든가 부주의로 인한 사고 등이다. 우리의 매일매일 생활 주변을 가만히 보면 사고가 일어날 가능성 투성이라는 것을 쉽게 발견할 수 있다. 봄마다 여름마다 문제되는 위험한 축대, 잦은 도시계획의 변경으로 인한 세금 낭비의 빈번한 공사들, 부실한 수도 공사나 하수도 공사로 인해 도로면이 내려앉은 채 있는 것들, 집을 보수하거나 새로 짓는 경우에도 돈이나 기술이 문제가 아니라 책임감과 성의 부족으로 부실한 공사를 하는 경우가 많다.

미국의 유명한 여성 정신분석의가 '사고를 일으키는 경향이 있는 사람'을 연구하였다. 그러한 사람은 여러 가지 신체적인 결함이 있을 것으로 예측하고 신체적인 원인을 규명하려고 연구를 시작했다. 연구 결과 신체적인 결함이 문제가 아니라 정신적인 결함이 사고의 원인이라는 것을 밝혀냈다. 비근한 예로 내키지 않는 사람을 위해 부엌에서 요리를 하다가 손가락을 다치거나 그릇을 깨는 경우다. 화를 참고 일을 하면 이런 사고가 난다. 이런 것은 정신분석적인 연구나 치료의 과정에서 명백하게 밝혀진다.

어떤 환자가 차를 몰고 출근길에 꽤 교통량이 많은 횡단로에서 좌회전을 하고 있었다. 길을 건너는 보행자가 많기 때문에 속력을 시속 8킬로미터로 늦추었을 때 좌측 앞 펜더로 갑자기 한 나이 많은 남자가 뛰어들어 땅에 거꾸러졌다. 이 환자가 처음에 이 이야기를 할 때 환자는 전혀 그 남자를 보지 못했다. 그러나 나중에 생각난 것은 처음에 자기 차에 무엇에 부딪쳤다고 느꼈을 때 자기가 놀라지 않았다는 사실이다. 다시 말하자면 그는 '사고'의 순간 펜더로 그 사나이를 치게 하려는 무의식적인 의도를 어렴풋이 알고 있었다. 이 일이 일어난 여러 가지 상황에 대한 자유연상을 시킨 결과 이 사고의 주된 무의식적인 동기는 자기 아버지를 죽이고 싶은 마음이라는 것이 밝혀졌다. 사실은 이 환자의 아버지는 죽은 지가 수 년이 되었다. 이러한 아버지에 대한 감정은 정신분석학에서 말하는 오이디푸스기 즉 5~6세경에 제일 심했고 그 뒤에 억압이 되어 마음속에 남아 있었던 것이다. 살부(殺父)의 원망(願望)이 자기 차 앞을 지나는 남자에게 전치(轉置)되었다는 것을 이해할 수 있다. 피해자가 전혀 아무런 부상을 입지 않았고 또한 보험에 가입하고 있는데도 불구하고 환자는 엄청날 정도로 놀람과 죄책감이 심했다. 그 노인을 치게 한 무의식적 동기를 앎으로써 우리는 환자의 뒤따라온 죄책감과 공포의 보다 더 중요한 근원이 여기에 있는 것을 알 수가 있다. 사고에 대한 환자의 지나친 반응은 겉으로 보이는 것과 어울리지 않는 것이지만 아버지를 살해하고자 하는 억압된 원망에 잘 비례된다는 것을 알 수가 있다.

좀 더 간단한 예를 든다면 어떤 청년이 결혼식 날 약혼녀 집으로 차를 운전하고 가다가 신호등의 불이 적색으로 변했을 때 불현듯 자기 잘못을 깨달았다. 이 환자의 경우 성적 공상과 관계되는 죄책감과 공포 때문에 결혼을 마지못해 하는 무의식적인 감정을 발견할 수 있었다.

이와 같이 모든 사고에는 원인이 있다는 것을 동서를 막론하고 누구나 인식하고 있다. 성서를 잘못 조판한 식자공이 중벌을 받은 역사나 모 일간지에 견(犬)통령이라고 잘못 나온 소동이 우리나라에서도 있었다. 물론 이 경우는 의식적인 장난인지 무의식적인 실수였는지는 알 수 없는 일이다. 그리고 몇 해 전에 성균관의 명륜당에서 학술 세미나를 끝내고 계단을 올라가는데 한 사람이 계단을 오르다가 다리를 다쳤다고 하니 다른 한 사람이 수양이 부족해서라고 해서 피차에 웃은 일이 있다. 정신분석을 창시한 프로이트는 모든 사고는 무의식적인 사고를 일으키고자 하는 의도가 주된 원인이고 피로나 권태 등은 보조적인 원인으로만 본다.

모든 심신의 병도 하나의 사고로 무의식적으로 병에 걸리고자 하는 동기가 숨어 있다고도 볼 수 있는 것이다. 추운 날씨에 양말이나 버선을 신지 않고 다니거나 비가 오는데 우산을 쓰지 않고 비를 맞는다거나 등산을 할 때 충분히 조심을 하지 않는다는 것은 자기를 파괴하려는 무의식적 충동의 발로고, 만성 결핵 환자를 치료하는 내과의사의 경험으로도 결핵 환자가 필요한 복약이나 섭생을 게을리 하는 자학적인 심리 때문에 잘 낫지 않는다는 것이 알려져 있다. 부모의 정신이 건강하지 못하면 자녀 관리가 소홀해져 자녀의 성격에 병을 일으킨다.

그러므로 이번 사고들은 경제성장에만 치우치고 이에 뒤따르는 필요한 여러 가지 안전 관리를 제대로 하지 않은 탓이며 그것 자체가 정신이 건강하지 않은 것이다. 또한 일반적으로 지도층으로부터 일반 국민에 이르기까지 인격의 수준이 낮아지고 정신 건강 상태가 좋지 못하다는 것을 입증하고 있는 것이다.

책임과 정신 건강

정신 치료를 매일같이 하다 보니 모든 사람이 부처가 될 수 있는 바탕, 즉 불성(佛性)이 있다는 것을 알게 되고, 또 모든 사람이 환자, 즉 중생(衆生)이라는 것을 실감할 수 있었다.

중생, 즉 '노이로제'란 나이를 먹고 몸짓과 지능은 어른이 되었으나, 인격이 미숙하고 감정이 어려서 철이 덜 들었다는 것이다. 따라서 책임을 지는 힘이 약하다.

1985년 10월, 유고슬라비아의 아드리아 해(海) 북쪽 끝에 있는 '오파치아'라는 휴양지에서 국제정신치료학회가 있었다. 나는 제자 네 명과 함께 '정신 치료의 동(東)과 서(西)'라는 주제로 심포지움을 열었다. 현 존재 분석의 거두인 '보스'와 다른 두 명의 서양 사람과 함께 발표와 토론을 갖고, 도가 정신 치료의 극치이고 무아(無我)라는 것을 보여 주었다. 경북대학교의 강석헌 교수가 조직했기에 마땅히 좌장

(座長)을 해야 하나, 좌장을 나와 보스에게 양보하여 둘이서 같이 좌장을 보았다.

그런데 젊고 매력적인 유고슬라비아의 여성 심리학자가 나에게 잘 접은 메모지를 보내왔다. 죄책감에서 벗어나려면 어떻게 해야 하는가라는 내용이었다. 그래서 나는 책임을 회피하려 하기 때문에 죄책감이 생기는 것이니 책임을 지면 죄책감이 없어진다고 적어 주었다. 잠시 후 다시 메모지가 왔다. 책임을 지려고 해도 죄책감에서 벗어날 수 없다고 한다. 그래서 나는 책임을 지지 않는 마음을 가지고 책임을 지겠다는 생각을 하니 죄책감이 없어지지 않는 것이라 했더니 겨우 납득을 하는 것 같았다. 보스에게 같은 질문을 해 보라고 말해 봤지만 하지 않았다. 84인 보스는 정신분석학의 창시자인 프로이트에게 분석을 받았고, 분석심리학의 원조인 융과도 10년간이나 함께 연구했으며, 하이데거(Heidegger)와는 그가 죽기 전 20여 년간을 세미나도 하고 함께 등산도 다니면서 연구한 사람이었다.

서양의 어떤 인류학자가 '서양은 죄책감의 문화이고, 동양은 수치감의 문화'라고도 했지만 서양 사람들은 죄책감 얘기를 많이 한다. 보스 역시 죄책감에 대해서 언급하고 있었다. 정신 치료를 하면 처음에는 환자가 치료자에게 의지하고 인정, 사랑, 관심을 집중시키려고 하기 때문에 무엇이든지 치료자에게 책임을 전가시킨다.

일전에 어떤 사람이 일주일에 한 차례씩 면담을 하는데, 열네댓 번째 시간인가에 치료자가 면담 중에 코를 후비는 등 교양이 없는 행동을 한다고 환자가 나를 비난했다. 환자가 이런 말을 하는 것은 치료자에 대한 불만, 적개심의 표현인데 무엇 때문인가를 곰곰이 생각해 보았다.

이 사람은 어려서 부모와 같이 고모 집에 얹혀살았다. 어머니는 고모 집을 도와주고, 아버지도 고모 집 가게 일을 도와주며 지냈다. 그 후 독립하여 나와서 살았지만, 늘 남의 집에 세들어 사는 생활을 청산하지 못하고 오랫동안 전전했다. 그러다 보니 자신도 모르게 위축되어 직장에서 하는 감수성 훈련에서 피상적이라는 말을 듣게 된 것이다. 문제는 기가 죽어 기대나 요구를 못하는 것이었다.

또한 유치원에 다니는 아이가 있는데, 그 아이가 엄마와 떨어지지 않으려고 한다면서 지난번에 데리고 왔지만 아무런 도움을 주지 못했다. 그 엄마는 그런 나에게 불만을 품었다. 그래서 나는 '왜 아이가 말을 잘 하지 않는가 하고 묻었지 않았는가? 내가 그렇게 물으면, 아들과의 관계를 임신 때부터 현재까지 돌아보며 무엇이 잘못되었는가를 알아야만 어떻게 할 것이 아닌가? 여러 가지 다른 얘기를 해도 현 단계에서는 도움이 못된다. 문제는 내게 오면 모든 것이 해결될 것이라고 잔뜩 기대에 부풀어 아이를 데리고 왔지만 즉각적으로 해결해 주지 않으니까 내게 불만이 생긴 것이다. 기대를 갖게 되고 불만을 토로할 수 있게 된 것만도 큰 진전이 아니겠는가'라고 말했다. 이런 나의 말에 그녀는 만족스런 표정을 지으며 돌아갔다.

이 사람의 경우 어머니로서 아들의 마음을 늘 헤아리고, 아이하고 떨어져 있는 동안에 아이에 대한 모든 것을 파악하고, 돌아와서는 보고도 듣고, 떨어져 있어도 늘 어머니의 존재를 느낄 수 있게 길렀다면 아이가 부담감을 느끼지는 않았을 것이다. 결국 어머니로서의 책임을 다하지 못한 것이다. 그것은 아직 건전한 어머니가 되기에는 마음이 어리기 때문에 치료자가 다 해결해 주리라는 기대를 가진 것이다.

나는 정신 치료를 하면서 때때로 면담한 내용을 녹음해서 환자에게 집에서 들어보라고 한다. 어떤 사람은 유치해서 도저히 들을 수가 없다고 녹음하기를 한사코 거절한다. 어떤 사람은 자기가 듣기보다 남이 들을 것을 의식한 나머지 가수가 음반 녹음하는 기분으로, 보이기 위한 면담이 진행되기 때문에 녹음을 못하는 사람 또 처음에 녹음을 듣고서는 크게 깨닫다가도 금방 만성이 되어 새로운 감정을 잊어버리는 사람도 많다. 깨닫는 순간은 부처와 똑같고 입에서 나오는 말은 바로 경(經)이다.

깨닫고 있는 상태가 오래 갈수록 정신이 건강하고 도가 높다. 깨달음을 떠나지 않으면 항상 깨닫고 있는, 바로 부처인 것이다. 깨달음을 놓친 순간 책임을 남에게 전가하게 되고 자기 마음인데 자기 마음인 줄 모르고 남이 그렇다고 투사를 해서 착각을 일으키고 갈등이 시작되는 것이다.

『논어』와 『맹자』에도 소인은 무엇이 잘못되면 남을 원망하고 심지어 하늘까지 원망하는데, 군자는 우선 자신의 잘못이 없나를 먼저 검토하고 자기의 과오가 없을 때 비로소 남이나 밖을 검토한다고 말하고 있다. 결국 인격의 성숙 차이다. 정신 건강은 책임을 전가하는가 않는가에 달려 있다고 볼 수 있고, 책임을 질 수 있는 힘이라고도 말할 수 있다.

미국 심리학계에서는 종전의 심리학이나 정신분석에 불만을 품고 제3세력의 심리학 즉 인간주의 심리학을 주장하고 나섰다. 그들이 주장하는 요점은 '종전의 서양 정통 심리학은 동물의 심리 또는 대학교 2학년 수준의 심리를 가지고 인간 심리를 설명하기 때문에 이것은 성숙한 인간의 심리학이 아니다. 그러므로 인간 심리를 논하려면 성숙한 인간을 가지고 논해야 한다'는 것이다. 정신 분석에 있어서도 병든, 미숙한 인간 심리를 가지고 인간을 이해하려고 하니 말도 안 된다고 반발한다. 그러나 인간주의 심리학 역시 아직 '나'가 붙어 있기 때문에 완전한 성숙이 아니다. 요사이는 한걸음 더 나아가서 '나'를 초월해야만 최고의 정신 건강이라고 주장하는 제4세력의 심리학, 즉 무아(無我) 심리학이 대두하고 있다.

인간주의 심리학이나 무아 심리학을 도(道) 심리학이라 해도 무방할 것이다. 이러한 심리학을 주장하는 사람들은 진지하고 성실한 태도가 일반 서양인보다 낫다. 무아 심리학을 공부하는 사람들도 자기 집착이 강하고 무아의 경지와는 거리가 먼 것이 현실이다.

지금 우리나라는 책임을 질 줄 아는 사람을 만나기 어렵다. 모두 크게 깨달아야 하지 않겠는가?

환자로 보라

"이 선생은 사람을 만나면 정신병 환자로 보니 기분이 나쁘다." 요사이 이런 소리가 들리지 않지만 20년 전에만 해도 우리 안사람에게서 곧잘 전해 들은 얘기다.

7~8년전 모 대학교에서 열린 역사학대회에 참석했을 때였다. 점심 식사를 하는데 전직 총장을 지낸 분이 다른 교수에게 나를 소개하기를 '이 양반은 사람만 보면 노이로제 환자로 본다'고 하였다. 나는 이분이 처음 총장이 되었을 때에도 이사들에게 이와 같이 나를 소개하는 말을 들었었다. 아마도 나에 대한 인상이 쉬이 지워지지 않는 모양이다.

부처님은 모든 중생이 부처로 보인다고 하셨고 이성계가 무학 대사를 보고 돼지 같다고 하니까, 무학 대사는 자기 눈에는 부처로 보인다고 한 말이 있듯이 사람은 자기 자신의 마음을 남에게서 본다.

나는 정신과 의사들이 환자나 환자 가족과 다투는 것을 볼 때 모두 환자로 보라고 권한다. 환자 가족도 마찬가지다. 환자를 정상인으로 보고 정상인은 환자로 보아야 있는 그대로 보이고 그 사람을 바로 이해할 수 있다고 충고한다.

환자와 환자 아닌 사람을 구별하는 것은 죄인과 죄인이 아닌 사람을 구별하는 것과 비슷하다. 병원에 오면 모든 사람이 환자가 되고, 법이나 도덕 앞에 서면 모든 사람이 죄인이 되는 것과 같다. 단지 치료를 받을 필요가 있는가 벌을 주어야 하는가 하는 것은 별개의 문제다.

『중용(中庸)』에 만물이 자기 위치에 있으면 만물이 화육(化育)한다는 말이 있다. 부처나 성인, 다시 말해서 최고로 정신이 건강한 사람은 시시각각으로 변하는 상황에서 자기에게 가장 알맞은 자리를 지키는 사람이라고 말할 수 있다. 세상의 모든 사람이 자기에게 알맞은 자리를 지킨다면, 정신병이나 죄인이 왜 생기며, 법률이고 경찰이고 재판소가 무슨 필요가 있겠는가. 그대로 낙원이고 천당이고 극락이다. 법이나 도덕, 교육, 치료란 바로 자기 자리를 바로 깨닫게 해서 자기 자리를 벗어나지 않게 하는 작업이라고 볼 수 있다. 공자가 정(政)은 정(正)이라고 말한 것과 통한다.

정신이 건강한 사람은 어디를 가나 자기의 위치가 어디에 있는가를 정확하게 판단하고 그 위치에 알맞은 자리를 차지한다. 30여 년 전 미국에 있을 때의 경험이다. 내게 좋은 인상으로 남아 있어 늘 예를 들곤 한다. 지금은 90세 노령이지만, 당시 60대였던 그분은 의과대학의 학장을 지내셨던 분이다. 그분이 뉴욕에 거주할 때 우리 방에 찾아오셨는데, 그때 다른 젊은 의사들도 몇 명 모여있었다. 처음에는 아들뻘 되는 의사에게도 대등한 말씨로 대하다가, 그분의 아드님과 젊은 의사들이 친구 사이임을 알고는 그제서야 '하게'라 하겠다고 하는 것을 보았다.

그 무렵 같은 병원에 함께 근무하고 있던 신경과 전공의와 나보다 졸업 연도가 1~2년 빠른 당시 모 의대 교수 그리고 나, 이렇게 셋이 있는데 방주인 동창인 젊은 의사가 찾아 왔다. 키가 크고 체격이 좋은 사람인데, 앉자마자 자기소개도 없이 다짜고짜 김 교수에게 여러 가지 신상에 관한 질문을 했다. 김 교수는 좀 당혹스러웠겠지만 내색하지 않고 대답을 했다. 모 대학에 있다고 답변을 하니, 그 젊은 의사는 그럼 아무개를 아느냐고 묻는다. 그러니 김 교수는 "아! 아무개군 말인가?" 하고 조교로 있다고 말을 하니 상대방은 자기와 동기 동창이라고 하면서 태도가 조금 부드러워졌다. 나는 당시 나이보다 훨씬 젊어보였지만, 김 교수는 오히려 나에 비해서 나이가 더 많아 보여서인지 그 젊은 의사는 태도나 표정이 좀 수그러지는 기미를 보였다. 내 생각으로는 그 젊은 의사는 당시 미국에 와 있는 한국 의사들 중에서는 선배격에 속해 있다고 생각하고 우리들 같이 소수가 좀 든 의사들의 존재가 눈에 들어오지 않았는지도 모른다.

그래서 나는 저런 실수를 해서는 안 되겠구나 하는 생각했다. 내 경우에는 몇 해 전까지만 해도 실제 나이보다 열 살은 적게 보는 경향이 있어 후배로 착각을 한다든지, 나 역시 후배를 선배로 착각하는 수가 많았다.

이처럼 혈연이나 지연, 학연에 의해 다른 사람을 대하는 태도가 크게 달라짐을 우리는 일상생활에서 흔히 경험하게 된다.

나보다 서너 살 적은 다른 과의 의사가 영국을 거쳐서 미국에 일 년간 내가 있는 병원에 와 있었다. 당시에 안사람도 같이 와있을 때였는데 무척 겸손한 사람으로 나를 형처럼 여겨 밤참을 준비해 같이 먹곤 했다. 그리고 우리는 별도 건물인 정신과 병원 꼭대기 9층에서 자는데, 기나긴 지하도를 걸어서 승강기를 타고 식당에서 얻은 아이스크림을 우리 방까지 우리 부부를 위해서 가져다 주곤 했었다. 그후 한국으로 돌아와서 대학 교수가 되고 개업을 하고부터는 전과 같은 태도는 취하지 않았다.

역시 그 무렵, 우리 안사람이 한국으로 돌아간 후였다. 하루는 편지를 가지러 갔다가 한국 사람같이 보이는 의사가 지나가는 것을 보고 우리말로 한국에서 오지 않았느냐고 물었더니, 이 한국 의사는 한국말이 아닌 영어로 당신도 한국인이냐고 물어서 나는 놀랐다. 이 의사는 봄과 가을만 되면 얼굴이 노래지면서 아프다고 눕곤 했다.

언젠가 가족 관계를 물어 보았더니 그의 고향이 나의 고향에서 가까운 곳에 있으며, 그가 그의 아버지에게 적개심과 경쟁심을 품고 있다는 것을 알게 되었다. 처음에는 그 병원에 내가 있다는 것을 알면서도 찾지 않다가, 한국에서 정신과를 공부하지 않은 데다 영어로 환자를 보려고 하니 힘이 들었던 모양이다. 어느 날 내 방에 와서 '피해망상'에 해당하는 영어를 물었다. 있는 대로 모조리 다 일러 주어도 고개를 갸우뚱하면서, 전적으로 믿으려 하지 않았다. 처음부터 이상하게 느낀 것이지만 그가 환절기 때마다 십이지장궤양 증세를 보인 다는 점이다. 그리고 그것이 아버지에 대한 적대심과 경쟁심에서 온 것이라는 것과 나에 대한 경계심도 이와 같은 이유에서 비롯되었음을 알게 되었다. 즉 아버지격인 나를 인정치 않으려고 한 것도, 경쟁심도 모두 그러한 원인에서 나온 것이다.

이 두 의사 가운데 나이가 많은 사람은 일찍이 아버지를 여의고 항상 아버지나 형을 갈구하고 있었기 때문에 나를 자기가 바라는 좋은 아버지 좋은 형님으로 모시려고 한 반면, 나이가 어린 의사는 도리어 대등한 관계에서 경쟁을 하려고 한 것이 모두 본인들의 가족관계에서 온다는 것을 분명히 볼 수 있었다.

그러므로 사회나 학교, 가정 밖에서 일어나는 대인 관계는 이러한 각자가 가지고 있는 가족 관계가 무의식 속에 깔려 있기 때문에 정상적인 건강한 관계라고 보기는 어려운 것이다. 부부생활에서도 마찬가지다. 이와 같이 각자가 가지고 있는 가족 관계의 잘잘못을 이해하지 않으면 사회생활에 있어서 불필요한 마찰과 갈등을 빚게 된다.

그래서 정상인을 환자로 보지 않으면, 그 사람이 자기 자리를 지키지 않을 때 화를 내거나 싸움을 하게 된다는 뜻이다. 환자로 보라는 뜻은 있는 그대로 바로 이해하라는 뜻이다.

고독과 정신 건강

정신과 병원에 오는 환자들을 치료하다 보면 모든 환자들이 고독을 처리하는 능력이 부족해서 병이 된다는 것을 알 수 있다. 의지하고 있던 사람이 떠나 결혼을 했다든지, 병상에 눕게 되거나 사망을 했다든지, 가족들이 모여 살다가 언니, 누나들이 상급 학교에 진학을 하기 위해 큰 도시로 떠났다든지, 동생이 태어나 주위 사람들의 관심이 자기로부터 동생으로 옮겨가 생기는 고독 등을 이기지 못해 노이로제나 정신병에 걸린다.

새로운 대상을 찾아 대화를 할 수 있으면 이 고독에서 벗어날 수 있다. 그 증거로 대화를 할 수 있는 친구를 만나지 못하면 병이 생긴다. 이것이 초등학교일 수도 중학교, 고등학교, 대학교 때일 수도 있다. 정신 건강은 관계를 맺는 능력, 대화 가능한 능력이라고 할 수 있다. 궁극적으로는 타인의 사랑이나 인정을 받고자 하는 매달리는 마음이 없는 상태가 최고의 정신 건강이고 부처님이나 성인의 경지다.

이렇게 되면 사람뿐 아니라 동물·식물·무생물·삼라만상과 관계를 맺고 대화를 한다. 그렇기 때문에 특정한 대상이 없어도 고독을 느끼지 않는다. 고독은 자기가 해야 할 일을 남이 해 주길 바랄 때 생긴다고 볼 수 있다. 어른이 되려면 인간은 혼자라는 것을 깨달아야 된다고 말한 정신분석의가 있다. 이것은 곧 모든 인간에게는 남이 해 줄 수 없는 부분이 있는데 이것을 남이 해 주길 바라는 것이 인격의 미숙이고 정신이 건강하지 않다는 거다. 우리가 밥을 먹고 소화를 시킨다거나 공부를 한다거나 잠을 잔다거나 아침에 일어나는 것, 인생을 사는 것, 이 모든 것이 남이 아무리 나를 사랑해도 해 줄 수 없는 일들이다.

어린 아이나 정신이 건강하지 않은 사람은 이런 것들을 남이 해 주길 바란다. 아침에 자기가 일어나면 문제가 생기지 않을 것을 남에게 깨워달라고 해 놓고 아무리 깨워도 일어나질 않고서는 깨워주지 않아 지각을 했다고 투덜거린다.

잘 아는 의사 친구가 20년 전에 회사에 다니는 막내 동생을 데리고 온 일이 있다. 진찰을 해 본 결과 정신분열병의 시작이었다. 회사에서 윗사람과 직원들이 자기편과 반대편으로 갈라져서 자기를 어떻게 한다는 환각과 망상에 사로잡혀 있었다. 그래서 곧 입원을 하라고 권했으나, 시골집에 제사가 있기 때문에 제사를 지내고 와서 입원하기로 하고 그 동안은 약을 먹게 하였다.

그런 뒤에 두 달을 입원하고 치료를 받다가 퇴원한 뒤 직장을 다니는데 처음에는 아침 출근시 통근 버스를 타러 나가기가 그렇게 싫은 것을 참고 억지로 직장에 나갔다. 치료는 정신안정제를 먹으면서 일주일에 두 번씩 정신 치료를 했다. 물론 환자 자신은 왜 정신 치료를 받아야 하는지 잘 깨닫지 못하고 있었다. 깨달았다가도 금방 잊어버리고 아닌 것같이 생각되고 치료가 어느 정도 된 것은 8~10개월이 지난 후다.

처음에는 술을 먹으면 망상에 빠지고 다음에는 일주일에 한 번, 2주에 한 번, 한 달에 한 번, 나중에는 6개월에 한 번, 이런 식으로 망상에 빠지는 횟수가 줄어들더니 점차 좋아졌다. 하지만 형이 치료비를 지불하고 있어 더 치료를 받아야 하는 데도 미안한 마음 때문에 2년 후에는 일주일에 한 번 치료를 했다.

그리고 외국으로 나갈 기회가 여러 번 있었던 데도 치료 때문에 나가지 못하고 있다가 치료받기 시작한 지 4년 만에 용기를 내어 가족들을 데리고 2~3년 정도 해외 근무를 하고 싶은데 어떠하겠냐고 의논하러 왔다. 나는 병이 아직 완쾌되지 않았으니 떠나게 되면 약을 가지고 가고 여태까지 치료한 것을 정리하고 앞으로의 면담을 녹음해 가지고 가서 들으라고 했다. 또한 그가 가는 나라의 정신분석연구소에 공부하러 간 제자를 만나게 해서 급할 때는 그 사람에게 연락해서 도움을 받고 나에게도 가끔 연락을 하라고 해서 떠나보냈다.

가족을 데리고 2년 반 동안의 해외 근무를 무사히 마치고 돌아와 인사를 하러 왔을 때 보니 좀 야윈 것 같아 걱정이 되어 계속 면담을 권했다. 본인도 필요성을 인정하면서 치료를 않고 있다가 지방으로 전근 발령을 받은 뒤에 또 망상이 생겨서 부임날을 며칠 미루고 5일간을 입원해서 약을 먹고 치료를 받았다.

치료 후 망상에서 깨어나 전근을 갔다. 처음에는 매 주말마다 정신 치료를 받다가 지금은 2주에 한 번씩 치료를 받고 있다. 이 환자는 가끔가다가 망상이 일어나기는 하였지만 재발한 적은 한 번도 없었다. 본인이 술회하기를 이번에 재발하고 난 뒤부터는 그 전보다 더 좋아지고 망상은 완전히 없어졌지만 고독을 느낀다고 했다.

그리고 그 고독은 아버지가 일찍 돌아가시고 형들이나 누나는 도시에 가 있고 어머니는 무뚝뚝하고 좀 남성적인데다가 밭에 나가서 일을 해야 하기 때문에 막내인 자기는 어린 시절부터 느꼈다고 한다. 초등학교 3학년부터는 큰형이 병원을 하고 있는 중소 도시에 와서 큰형과 형수, 조카, 작은형, 누나들과 같이 사는데 자기는 부모에게서 받고 싶어하던 사랑을 큰형이나 큰형수에게서 받고 싶었으나 세살 아래 조카가 있기 때문에 받을 수 없었다. 작은형이나 누나, 또는 밖에서 찾아오는 손님들조차 조카에게 관심을 더 갖고 선물로 가져온 색연필을 조카에게만 주었기 때문에 조카가 부러웠고, 그래서 항상 마음속에는 큰형이나 큰형수의 아들이 되고 싶은 마음이 있었다고 한다.

자기는 나이가 조카 또래인데 삼촌으로만 취급받고 어린아이의 대접을 받지 못하였다. 항상 이러한 대접을 받고 싶은 욕구를 가지고 있으면서도 채워지지 않기 때문에 적개심이 생기고 속으로 더 이상 눌러 둘 수가 없어서 정신병이 발병했던 것이다.

이 환자는 망상이 바로 조카를 중심으로 사랑을 더 받자는 문제의 재연이라는 것을 분명히 깨닫고 나서는 망상이 사라졌다. 망상이 생기기 이전의 아무런 위장이 없는 욕구, 즉 사랑을 받고 싶은 외로운 마음으로 돌아갔다. 나는 이것이 잘못된 환경에 대한 건강한 감정 반응이라는 것을 일러 주고 이 외로움을 극복하면 병의 뿌리가 완전히 빠진다는 것을 일러두었다.

그렇게 되면 완전히 정신 건강을 찾게 된다. 그것은 사랑받고 싶고 고독한 것은 어릴 때에는 건강한 마음이지만은, 지금은 가정에서 처자를 거느리고 직장에서도 부하를 거느리고 있는 처지에 사랑을 받을 처지가 아니라 사랑을 주어야 한다. 형도 늙어가니 자기가 과거의 은혜에 보답해야 할 처지에 있다는 것을 깨닫고 어른이 되어가는 것이 본래면목 정신 건강을 찾는 길이다. 동시에 정신병으로부터 해방이 되는 길이다. 이 환자는 지금 이 길을 착실하게 걸어가고 있다.

노인의 고독

몇 달 전 입원했다가 퇴원한 후 통원 치료를 받는 처녀가 "할머니가 위독해서 치료 약속을 지키지 못하겠다."고 전화를 걸어왔다. 이 처녀는 원래 밖에 나가질 않고 어떤 남자가 자기를 따라 다닌다는 망상 때문에 고민하던 중 서울에 있는 오빠와 남동생과 함께 대학 상담소의 소개를 받아 찾아 온 환자로 입원한 지 석 달 만에 퇴원했다.

이 환자도 다른 정신병 환자와 마찬가지로 처음에는 정신 치료를 받지 않으려고 했지만 그때마다 남동생의 설득으로 꾸준히 치료를 받아 상태가 좋아졌다. 지금은 누가 보아도 환자 티가 나지 않을 뿐만 아니라 결혼을 준비하고 있다. 물론 정신병이 1, 2년의 치료로 완치가 되는 것은 아니지만 결혼 생활을 감당할 정도가 되면 무방하며 결혼 후에도 계속 치료 받아 완치될 수 있다.

한 번 치료 약속을 거른 후에 찾아 온 환자의 얘기가, 할머니가 자기를 무척 사랑해 주었고, 젊어서 과부가 된 탓에 일도 많이 했단다. 원래 그런 분이 아닌데 어리광을 부리며 말할 때도 어린애같이 한다는 것이다.

"고독하고 몸이 불편해지면 사랑과 관심을 끌려고 그렇게 된다. 원래 노인이 되면 도리어 어린애가 된다는 옛말이 있다. 그런데 고독을 이겨 내지 못하면 정신병 또는 노이로제가 된다. 너 역시 고등학교 때 취업반으로 가는 바람에 전에 사귀던 친구들과 반이 달라지고 새로운 친구를 사귀지 못해서 고독해 하고, 그 고독을 벗어나지 못해 고민하고 장래를 위한 생활 설계조차 하지 못해 병이 난 것이 아니냐. 정신병도 주위의 관심을 끌고자 하는 것이며, 환상 속에서 고독을 벗어나는 것이다. 그런 고독을 견딜 수가 없으니 누가 나를 따라다닌다고 생각하거나 뭐라고 한다는 환청에 사로잡히는 것이다. 정신병 증세는 바로 그런 공상 속에서 고독을 해결하는 것이고 환자는 이 환상을 현실로 굳게 믿게 된다. 왜냐하면 그것 없이는 살 수 없기 때문이다."

위와 같은 이야기를 들려주었더니, 이 처녀는 자기의 경험탓인지 할머니의 처지를 잘 이해했고, 또한 할머니가 자기나 식구들에게 잘해 준 기억, 젊으셨을 때 고생하신 기억들이 있어 할머니의 병환 뒷바라지하는 것을 귀찮게 여기지 않는 것 같았다.

그 후 처녀의 할머니가 반신불수로 입원을 했다가 결국 돌아가셨다는 얘기를 들었다. 처음에 환자가 할머니의 얘기를 했을 때, 내가 "사람은 누구나 고독을 느끼면 관심을 끌고자 하며 사랑을 받으려고 어리광을 부린다."고 했더니 자기 자신의 경우를 생각해서인지 쉽게 할머니를 이해한 것 같았다.

영국의 유명한 역사학자 토인비는 말년에 사회에 유익하고 가치 있는 삶을 살지 못하는 노인은 오래 살 필요가 없다는 말을 한 적이 있다. 고통 없이 죽는 안락사의 문제가 심각하게 논의되기도 한다. 일본은 노인이 늘어나서 지금은 젊은이 7~8명이 노인 한 사람을 부양하는 꼴이지만 곧 세 사람의 젊은이가 노인 한 사람을 부양해야 되는 시대가 닥친다고 한다. 이렇게 되면 '과연 오래 사는 것이 반드시 좋은 일인가' 하는 의문을 갖게 된다.

어떤 동료의 어머님이 입원을 했다고 해서 전화를 해 봤더니 식사를 하지 않아서 입원시켰다고 한다. 늙어서 노망이 드는 사람이 있는가 하면 또 여러 가지 신체적인 병, 즉 노인병에 걸리는 사람이 있다. 그런데 이렇게 신체적인 병들이 없는데도 불구하고 자주 아프다고 눕거나, 특히 관심을 끌 수 있는 사람이 나타나면 더욱 어리광을 부리는 경우가 있다. 어떤 어머니는 딸이 오면 갑자기 어려져서 관심을 끌려고 하기 때문에 마치 평상시에 며느리가 시어머니를 학대한 것 같은 인상을 준다고 하는 말을 들었다.

서두에서 얘기한 것처럼 고독을 해결하지 못하면 정신병, 노이로제, 여러 가지 신체적인 이상이 일어나고, 인생의 고통, 즉 불교에서 말하는 중생고에 시달린다. 결국 이러한 종류의 병이란 고독을 못이겨서 주위의 관심을 끌려는 일종의 어리광을 부리는 행위로 나타난다고 말할 수 있다.

인간이 성숙한다는 것은 고독을 받아들이는 과정을 배우는 것이라고 말할 수 있다. 고독을 받아들이면 고독하지 않다는 것을 깨닫게 된다.

고독은 뭔가 자기가 해야 할 것을 남이 해 주기를 바랄 때 느끼는 감정이다. 환자들을 치료해 보면, 허전한 것을 잘 처리하지 못해서 병이 난다는 것을 알 수 있다. 허전해서 배도 안 고픈데 무엇을 먹는다. 허전해서 전화를 걸거나 누구를 만나거나 어디엔가 구경을 간다. 이 허전한 마음은 의지하고 싶은 마음, 사랑받고 싶은 마음, 관심받고 싶은 마음, 보살핌을 받고 싶은 마음이다. 이 마음을 충족시키기 위해서 헤매는데 만약 충족이 되지 않으면 원망, 미움이 생기거나 공상 속에서 대리 충족을 하게된다.

인격이 성숙하고 건강한 사람은 가만히 있을 때 허전해지는 것이 아니라 자기가 해야 할 일이 무엇인가를 생각한다. 그러나 인격이 미숙하고 건강하지 않은 사람은 틈만 나면 누가 뭘 안 해 주나, 아니면 안 해 주어서 원망하는 미운 감정을 갖고, 불평불만 아니면 공상을 하게 된다. 자기가 할 일이 떠올라도 하지 않는다. 정신병에 걸린 사람도 자기가 해야 할 일을 하고 있으면 마음이 편하고 망상이나 잡념이 없어지지만, 할 일을 하지 않고 있으면 불안해지고 망상·잡념이 생긴다고 한다. 이런 것을 보면, 사람이 할 일을 한다는 것은 식물이 자라는 것과 같은 현상임을 알 수 있다. 그러므로 인생이란 할일이 무엇인가를 알고 실천하고 휴식을 취하고 노는 것임을 알 수 있다.

나 스스로가 경로 우대를 받는 노인에 속하며 휴식하는 시간이 젊을 때 보다 길어야 되는 것을 느끼지만 하고 있는 일은 젊은 사람보다 많다고도 볼 수 있다. 환자를 치료하고 후배를 가르치고 손자나 손녀들과 노는 데에서 제일의 즐거움을 느낀다. 또 원고를 쓰고 강연을 하는 것이 즐겁다. 노인이라고 해서 아무 것도 하지 않고 젊은 사람들의 시중을 받으려는 사람은 젊었을 때도 남에게 받는 버릇이 되어 있는, 인격이 미숙한 나이 많은 어린이라고 볼 수 있다. 인격이 성숙한 노인은 노인이면서도 일을 찾아서 한다. 자기 주변을 청소한다든가 다른 일들도 스스로 하는 것을 즐긴다.

노인의 가치는 풍부한 경험과 지혜다. 나이 많아도 지혜롭지 못한 사람이 가장 불행하고 스스로도 고통스럽고 남에게도 고통을 주는 사람이다. 그러므로 정신적으로 성숙한 지혜로운 노인은 내가 내 주변에서 공헌할 수 있는 일이 무엇인가를 알아서 실천한다. 자기의 경험, 자기만이 가지고 있는 것을 자녀나 손자 손녀 젊은이들에게 전수하는 것을 즐길 수 있고, 불편이 있으면 제때에 알리는 노인은 젊은이의 부담이 되는 것이 아니라 오히려 보배가 될 수 있고, 스스로 고독을 느낄 틈이 없을 것이다. 혼자 하는 취미도 개발해서 즐거운 말년을 보낼 수 있을 것이다.

옥중에 정신 건강

5、16군사 정변 직후 혼란기의 일이다. 동창과 학생들의 간청에 못 이겨 모교 재건을 위하여 일 년 남짓 모 지방 의과대학에 가 있을 때였다. 이 학교에서도 4、19혁명의 후유증이 남아서 교수들이 4、19혁명 당시 학생들에게 배척받은 쪽과 지지를 받은 쪽으로 나뉘어진 데다가 군사정부 지지파와 반대파로 나뉘어 갈등을 겪고 있었다. 마침내 총장 직무 대리와 의대학장과 4、19혁명 때 학장 서리를 한 의대 교수를 조사도 없이 모 기관에서 파면하는 사태까지 몰고 왔다.

이 사건 전에 나는 대학 교수로서 이를 묵과할 수가 없어서 사표를 던지고 서울로 돌아올까도 생각했지만 불난 집을 등지고 도망가는 것 같아 사건이 해결이 되면 상경할 작정을 하고 있었다. 그러던 중 이러한 사태를 접하고 그냥 지나칠 수가 없어 모 기관이 잘못되었음을 물적 증거까지 제시하면서 바로잡으려 했으나 계엄령하의 군사

재판이라 헛수고로 끝나고 결국 죄 없는 죄인이 되어 교도소에 수감되었다.

한 평 반 정도의 좁은 마룻바닥에 7~8명이 쪼그리고 앉아 있었다. 처음에 들어간 신참자는 말석인 똥통 옆에 앉으라고 한다. 그리고 죄명과 직업을 신고하라고 한다. 시키는 대로 했더니 제일 고참인 실장이 자기 옆, 즉 상석에 앉게 한다. 벽에는 갖가지 낙서가 음각이 되어 있었다. 무전유죄 유전무죄(無錢有罪有錢無罪)란 것이 제일 기억에 남는다. 며칠 있어 보니 미결 감방이라 여러 가지 불안과 초조, 억울함이 뒤섞인 채 사형이나 무기징역을 선고받은 사람은 상고를 해 놓고 있었고 사형선고를 받은 사람은 식사 때 외에는 24시간 수갑을 차고 있어야 했다.

공판정에 갔다 오면 새까맣게 얼굴이 타고 설사를 하는 사람이 있었다. 그는 친한 친구와 장기를 두다가 서로 싸우게 되었다. 싸움이 커져 친구가 자기 아내를 고소해 유치장에 보냈다. 아내가 사병들이 내다 파는 쌀을 샀다는 것이다. 이에 앙심을 품고 친구의 뒷조사를 해서 그가 군인들이 돌려 파는 휘발유를 샀다는 것을 밝혀냈다. 그러나 증인이 도망가고 수사기관이 관련되면서 거꾸로 그가 무고죄로 1년의 실형을 받게 되자 그때부터 얼굴이 검게 변했다고 한다. 내가 들어간 다음날 부도수표로 들어 온 사장이 있었다. 처음엔 큰 절을 하고 굽실거리더니 이틀 날 매일 아침마다 똥통을 비우기 위해 복도에 똥통을 들어내는데 당연히 후참자가 솔선해야 함에도 불구하고 우물쭈물 하는 따위의 얌체 행동을 하여 종일 놀림감이 되고 적개심

발산의 표적이 되기도 하였다. 그 사람이 나간 후에는 자유당 장관들이 여럿 들어와 있었는데 그 중 한 사람은 자기가 장관이란 것을 내세우고 감방에서도 장관 대우를 받으려고 하다가 앞서 말한 사장과 같이 멸시와 조소의 대상이 되고 말았다.

결국 이런 곳에서는 모든 외적인 것, 밖에서의 지위나 효력이 정지되고 오로지 벌거숭이 인격의 질서만이 존재하는 것을 보았다. 그리고 항상 이런 사람이 분풀이의 대상이 되고 만다. 이런 감방에서 잠을 자려면 몸과 몸이 닿고, 겨울에는 난방도 없는 상태에서 지내다가 여름이 오면 여름 대로 살이 닿아 땀을 흘리며 자야했다. 그러다가 다행히 후배가 의무과장으로 있어 절차를 밟아 여름에는 병사에서 혼자 편안하게 지내게 되었다.

이렇게 조용하게 독서나 하고 지내고 있는데 하루는 나보다 좀 젊은 장교가 반혁명이란 명목으로 내 방으로 들어왔다. 이 사람은 종일 불평이 많고 고함을 꽥꽥 지르기 때문에 나의 독서나 일상생활에 여간 지장을 주는 것이 아니었다. 어떻게 들어오게 되었나를 물어 보니 자기는 군의 모 본부장으로 있다가 상사가 반혁명으로 몰리는 통에 붙들려 들어왔다고 했다.

죄 없이 교도소에 수감된 것이 억울해서 매일 흥분하다 보니 한방에 있는 사람과 충돌이 잦아 폭력까지 휘두르게 되어 교도소 안에서 형을 받고 있다가 운동을 해서 병사로 오게 되었다고 한다.

형무소 안에서의 형벌이란 팔을 뒤로 해서 수갑을 채우고 독방에 가두어 두는 것을 말한다. 그래서 나는 기왕지사 있게 된 것 쓸모없이 보내지 말고 영어 회화 책이나 넣어 달라고 해서 영어 회화 공부나 하라고 일러 주었다. 있는 동안 마음 편하게 지내고 유익한 시간을 보내는 것이 좋지 않겠는가 해서였다.

얼마 후에 책이 들어오고 나는 그에게 매일 과제를 주어 영어를 외우도록 했다. 그러다 보니 영어를 되풀어 읽느라고 고함을 지르고 화를 내는 것을 잊게 되었다. 그러나 가끔 내가 내준 과제를 다 마치고 못했을 경우 가볍게 꾸짖곤 했는데 그 순간 발끈하기도 했으나 그 후부터는 좀 조용한 시간을 보낼 수 있었다. 어떤 교도관은 소화불량으로 다년간 병원, 한약방으로 다니면서 치료해도 낫지 않았다면서 철장 너머로 내게 진찰해 줄 것을 요청하기도 하였다. 얘기를 들어보니 승진하지 못해 생긴 병이었다.

감방에서는 이러한 억울한 적개심의 처리가 제일 큰 문제다. 기결감의 문제는 더할런지도 모르겠다.

노이로제는
자기 파괴다

어떤 정신과 의사가 노이로제는 서서히 자기를 파괴하는 만성 자살이라고 말한 적이 있다. 노이로제 환자를 치료하다 보면 환자는 의식적으로 자기가 바라는 것과 반대되는 결과가 오게끔 무의식적으로 행동을 반복하고 있다는 것을 알 수 있다. 정신분석을 창시한 프로이트는 이것을 반복강박이라고 이름을 붙였다. 이것은 인생을 등산에 비유해 보면 쉽다. 등산을 하다가 어떤 고비를 넘기지 못하면 본인은 고비를 넘으려고 시도를 하지만 과거에 오르지 못한 지점에서 틀어지고 만다. 과거에 그 곳에서 실패한 경험, 도저히 넘을 수 없다는 느낌이 되살아나 압도해 버리기 때문이다. 그러면서 그러한 자기를 미워하고 말살하고 배척을 한다. 완치를 시킨다는 것은 이러한 자기 파괴와 자기모순을 보여 주어 스스로 깨달아서 이 악순환에서 벗어날 수 있게 도와주는 것이다.

어떤 50대의 신사가 다른 정신과 의사의 소개로 나를 찾은 일이 있다. 이 신사는 먼저 의사에게서 철저하게 정신 치료를 받지는 않았었다. 그는 부유한 처지에 있는 데도 세상이나 사람들에 대한 불평이 많고 남의 미움을 사는 이유를 모르겠다고 한다.

외국 유학을 갔을 때 어떤 머리 좋고 아름다운 여인과 사랑에 빠져 약혼을 했을 때 약혼녀에게는 편지로 파혼을 통고한 뒤 그 처녀를 찾아가니 그 처녀는 그 남자가 찾아올 줄은 몰랐다고 하더라는 얘기다. 물론 본인은 왜 자기가 그런 행동을 하는지를 모른다. 그것도 삼십년 전 일이다. 그 처녀도 약혼한 남자가 왜 그러는지 이유를 몰랐을 것이다. 이분은 내게 질문을 잘한다. 꼭 물어야 할 것을 묻지 않는 것도 정신이 건강하지 않지만 자기가 생각해야 할 것을 남에게 묻는 것은 의존심이 강하다는 증거다. 약 열 번쯤 치료를 받다가 무슨 사정으로 몇 달 중단했다가 다시 찾아와서 자기보다 스무살 가까이 적은, 두 아이를 가진 과부와 교제를 하고 있는데 어떻겠느냐고 묻는다. 나는 당신이 가까워지면 상대방을 파괴하고 뒤따라 자기를 파괴하는 경향이 있으니 그 점을 조심해야 한다고 일러 주었더니 좋은 것을 지적받았다고 하면서 심중에 기억해 두는 눈치였다.

다음 시간에도 또 묻는다. 그래서 나는 모든 것은 뻔한 것이지만 스스로 깨닫지 않으면 완치가 되지 않기 때문에 환자 스스로가 느끼는 고통에서 출발해야 하므로 그것이 무엇인가, 다시 얘기해 보라고 했더니 우리나라의 부정부패, 문화 수준이 낮은 것에 대한 불평과 사람들의 미움을 사는 것이라고 한다.

그래서 나는 세상에 대한 불평은 누구나 가질 수 있으나 자신의 고통으로 느끼는 것은 그 전부터 이미 마음속에 진짜 불평이 따로 있기 때문이라고 말하면서 언제부터 불평이 있었느냐고 물으니 고등학교 때부터 반항을 했고, 아버지가 어머니보다 더 미웠고 어머니가 사업장의 물건을 집에 가져오는 것이 당시로서는 나쁜 일이 아닌데 그런 것이 싫었다고 한다. 그래서 나는 그것도 진짜가 아니다, 그 이전에 어머니에 대해 가졌던 불만이 진짜일 것이라고 말을 해 주었다. 환자는 자기의 불평이 조혼을 한 아버지와 그것을 모르고 교제를 하다가 임신을 한 어머니가 국외로 도망을 가서 자기를 낳아 길렀다는 데 있었다는 것을 알게 되었다. 애초부터 원치 않은 아이였는데 어머니가 직장 생활을 했기 때문에 항상 부모의 사랑을 갈구할 수밖에 없었다. 식모와 같이 어머니가 퇴근하는 때를 기다려 광화문으로 마중나가 기다리다가 거리에 전등이 켜지는 것을 본 기억도 있다고 한다. 이 환자는 평생 부모 특히 어머니의 사랑을 갈구했으나, 채워지지 않아서 생기는 적개심을 남에게 미움을 사는 행동으로 표출하는 것을 알 수 있다. 『원각경』에도 "모든 중생의 고통은 사랑과 미움 때문인데, 미움은 사랑을 갈구하는 그것이 자기가 원하는 만큼 오지 않기 때문에 미움이 생긴다."고 말하고 있다. 스님들 말로는 모든 인생의 고통은 어머니 뱃속으로 들어가려고 하는데 들어가지 않는 데에서 오는 고통이라고 한다. 내가 치료한 어떤 환자의 표현을 빌리면 그는 자기 마음을 들여다보면 자기는 꼼짝도 않고 가만히 있고 남이 다 해주기를 바란다고 한다. 자기 일을 자기 일로 생각하지 않고 남의 일처럼 느끼는 것이 노이로제이다. 이런 상태에서 시집 장가를 가면 아내 노릇이 종노릇하는 것처럼 느껴지고 자기만 희생당하고, 해를 입고 손해만 보는 느낌이 들고, 남편 노릇하는 것이 마치 머슴살이를 하는 것처럼 느껴진다. 모든 것을 적극적으로 하는 게 아니라 마지못해 하는 것이고 인생 자체가 마지못해서 사는 것이고, 빨리 늙어서 빨리 죽기를 기다리는 심정이다. 물론 이 반대로 탐욕과 오래 살기를 바라는 다른 면이 있기도 하다. 이런 욕구가 충족되지 않기 때문에 욕망을 잃게 되는 것은 같은 것의 표리에 불과하다.

결국 사람들은, 병원에 찾아오는 환자들뿐만 아니라 누구나 생각하고 말하는 것이 누가 나를 인정해 준다, 또는 관심을 가져 준다, 사랑을 준다, 무엇을 준다, 줄 것이다 아니면 그 반대로 내게 관심이 없다, 인정하지 않는다, 빈손으로 와서 괘씸하다는 미움과 사랑에 관한 것뿐이다. 사랑받고 싶은 마음, 미워하는 마음이 없어진 상태가 부처요, 이러한 생각이 많을수록 정신이 건강하지 않고, 병이 무거운 것이다. 모든 것은 자기 문제, 자기 마음에서 생기는 착각이다. 자기 문제를 깨닫고 해결하면 사물이 있는 그대로 바로 보인다. 석가모니 부처님의 깨달음의 핵심도 바로 이것이다. 정신병이나 노이로제는 뇌세포의 손상에서 오는 소수를 제외하고는 병명이 달라도 전부가 사랑과 미움에서 비롯되는 것이다.

"선생의 문제도 마음에서 떠오르는 감정이나 생각을 포착하여 근원을 찾아서, 그것은 어릴 때의 감정이고 지금은 많은 사람으로부터 사랑을 받을 수 있고 사랑을 할 수 있는 현실적인 여건 속에 있다는 것을 깨달아 가는 것이 치료입니다. 그러나 노이로제는 사랑을 받을 줄도 모르고 사랑을 할 줄도 모르는 상태입니다. 노이로제는 비뚤어진 상태가 만성화된 것이라 남이 나를 사랑해 주면 상대방이 우습게 보이거나 미워하게 됩니다. 자기와 같이 못난 자를 사랑하는 것을 보니 형편없고 무슨 결함이 있는 것 같아서 싫어집니다. 미워지는 것은, 사랑의 갈구가 심한 아내가 남편이 사랑해 주면 사랑을 못 받았다고 느꼈을 때 분노가 되살아나서 남편에게 적대적으로 나가기 때문에 남편에게서 오는 사랑을 기르지 못하고 사랑의 싹을 잘라버리고 맙니다. 의식적으로는 무한히 사랑을 갈구하면서 무의식적으로는 남편이 자기를 미워하게 만들고, 옆에서 보면 마치 미움을 받아야 살 수 있는 사람처럼 보입니다."

이런 얘기를 듣고 그 신사는 더욱 자기 문제를 검토하는 자세가 굳어지기 시작했다.

정신병과 노이로제의
예방 원리

정신병이나 신경증 환자를 치료하다 보면 환자 가족에 대한 상담을 하게 된다. 어떤 부인이 9년 전에 자살을 기도 했으나 기적적으로 살아나 그동안 몇 사람의 의사에게 약물치료를 받아서 많이 좋아졌으나 완치가 되지 않아 나에게로 왔다.

정신 치료를 통해 알아낸 것은 자기가 식구나 친구들의 반대를 무릅쓰고 현재의 남편을 선택했지만 그것이 잘못된 선택이라는 후회로 마음의 병이 들었다는 것이다. 왜 지금의 남편을 선택하게 되었는가 물어보았더니 친정아버지가 말이 많고 너무 설치는 것이 싫어서 그와 반대의 성격을 고르다 보니 현재의 남편과 같이 말이 없고 내성적인 남자를 선택하게 되었다는 것이다. 그렇게 되니 남편의 성격을 고치기 전에는 자기의 병을 고치는 것이 불가능함을 알고 남편도 함께 치료받도록 하였다. 여느 환자가 그렇듯이 그 남편도 처음에는 치료

받기를 무척 꺼렸으나 차츰 자기 자신을 이해하게 되자 열심히 치료를 받으러 다녔다. 워낙 어려서부터 길러진 성격이라 쉽진 않았지만 치료받기 전에 비해서는 많이 좋아졌다. 그러나 만족할만한 상태가 되기 전에 실직을 해서 치료를 중단할 수밖에 없었다.

이 부부가 치료를 받기 시작하면서 자녀 문제로 상담을 청해 왔다. 아들이 혼자 있으면 무섭다고 밤에는 벽에서 무엇이 나온다고 한다는 것이다. 그래서 나는 그냥 두면 곧 정신병이 될 것이니 한번 데리고 오라고 해서 몇 번 부모와 같이 대화를 나누며 가족 치료를 하였다. 그 후 아들이 왜 그렇게 됐는가를 이해하게 되었고 간간히 나의 지도를 받아 가면서 성격이 많이 달라졌다고 했다.

나는 지금은 부모가 이해를 하고 성격 개조를 위해 노력하지만 워낙 어려서부터 받은 상처가 커서 대학에 들어간 후에도 정신 치료를 받아야 한다고 일러두었다.

이 아이는 두려워하는 증세 외에도 늘 기가 죽어 있고, 하나밖에 없는 여동생을 괴롭히고 때렸다. 이러한 아이의 태도 형성에는 어머니의 영향이 적지 않았다. 아이의 어머니가 가게를 운영하다 보니 어머니의 사랑을 받지 못하고 부모와 오랫동안 떨어져서 할아버지와 할머니와 함께 살고 있었기 때문에 생긴 병이었다. 그래서 부모가 세심한 관심을 기울여 주니까 처음에는 기가 차차 살아나고 동생에게도 좀 관대해졌다는 것이다.

하루는 아버지가 나에게 치료를 받는 시간에 묻기를 그놈이 나보고 자기를 황제 폐하라고 부르라는데 어떻게 해야 합니까 물었다. 나는 '부르라면 불러야지요' 했다. 아버지도 전에 이미 내게 치료를 받아 왔기 때문에 아들이 호전되고 있음을 알고 있었다. 아버지가 아들 보고 황제 폐하라고 몇 번인가 불러 주었더니 아들이 이제 됐다고 그만하라고 하더라는 것이었다.

딸도 데리고 왔는데 역시 노이로제적인 성격이 심했다. 부모와 얘기를 시켜보니 어머니가 자살을 기도 했을 때가 네 살쯤 이었다고 한다. 갑자기 어머니가 없어지고 가족이 없어지니 어린 나이에 받은 충격이 컸던 모양이다. 그 후 항상 불안한 생활을 보내온 것이다. 가족들이 딸의 심리 상태를 빨리 알아서 마음을 안정시켜 주어야 하는데 그렇지 못해 노이로제 증세로 발전한 것이다.

내가 과거 5년간 치료하고 있는 여자아이가 있다. 이 환자는 원래 다른 의사에게서 이미 3년간 두 번이나 입원 치료를 받았지만 또 재발을 하여 내게로 온 것이었다. 우리 병원에 입원하고부터는 말이 없던 아이가 말이 많아지는 등 부모가 놀랄 정도로 상태가 좋아졌다. 환자의 오빠가 9년이나 정신병으로 치료를 받고 있지만 호전되지 않아 부모는 포기하고 있었는데 환자인 딸이 낫는 것을 보고 용기를 내어 우리 병원에 입원시켜 치료를 받아 지금은 사회생활을 하고 있다. 그러나 여동생은 병이 완치된 것이 아니기 때문에 완치된 후에 결혼을 시키라고 했는데도 행여 시집을 못갈까봐 부모가 말을 듣지 않고 결혼을 시켰다. 그 사이에 아이가 넷이나 되고 병도 두 번이나 재발하였다. 집이 지방이라 치료도 수월하게 할 수 없었다. 한 달에 한 번 지방에 의사들 지도하러 갈 때 치료를 하고 있는데 환자의 상태가 상당히 좋아지니 큰 딸이 불안하다며 어떻게 하면 좋으냐고 물었다. 나는 이렇게 말해 주었다. 하여튼 아이에게 어머니에 대한 믿음을 심어 주어라, 사랑을 충분히 주어라, 동생을 보살필 때도 동생을 보살피는 데 열중은 하되 큰 아이의 존재도 잊지 말라고 당부했다. 그녀는 한 가지를 하면 다른 것을 다 잊어버린다고 한다.

이러한 주부가 있는 가정은 가족 모두가 이상하게 된다. 왜냐하면 먹는 것을 줄 때도 모두 함께 먹자고 하지 않고, 한 사람에게 줄때는 다른 사람에게는 주지 않는 것 같은 느낌을 준다. 하여튼 이렇게 해서 한 달 만에 다시 만났을 때에는 큰 아이가 많이 좋아졌다고 했다. 과연 아이는 늘 어머니 무릎에서 징징대든지 아니면 마루에서 투정을 부리는 것이 일쑤였는데 무척 조용해졌다. 아이는 잠깐 엄마와 내가 있는 곳을 빼꼼 들여다보고 안정된 표정으로 저쪽으로 가 버린다.

나는 늘 정신과 의사들에게 얘기하길 환자 치료는 농사나 화초 가꾸기와 같다고 한다. 스물네 시간 관심을 가지고 늘 지켜보고 있어야 한다. 불필요한 간섭은 말고 그냥 두어서는 안 될 때만 간섭을 하고 꼭 해야 할 일은 꼭 해 주어야 한다. 젖먹이가 배부르게 먹고 나면 뚝 떨어진다. 쭉 떨어지면 젖꼭지에서 떼어 주어야 하고 필요할 때에는 늘 부모가 있다는 것을 느끼게 해야 한다. 이것이 예방의 원리다.

화를 얼마나
받아줄 수 있나

얼마 전, 후배 정신과 교수가 1년 이상 자기가 치료해도 자꾸만 자살을 시도하는 환자가 있어 내 병원으로 보내왔다. 이 환자는 작년 초에 자살 기도를 해서 입원했는데, 잘 낫질 않아 휴학했다가 금년에 다시 등록을 했다. 학교에 다니는 중이라서 병원에 입원해 있으면서 매일 부모가 딸을 데리고 학교와 병원을 오가고 있었다. 그런데 환자는 또 갑자기 죽고 싶어서 농약을 구하러 다녔다고 한다. 시험을 치르다가 힘겨워 한두 과목이 잘 안되자 죽고 싶은 생각을 했던 것이다. 그리고 휴학하지 않으면 제적될 우려가 있어 휴학을 하고 병원에 있게 되었다.

언젠가 자기보다 정신 상태가 형편없이 나빴던 젊은 여자가 호전되었다는 얘기를 하기에 나도 그에 동의하며 그 환자를 칭찬한 일이 있었다. 그런데 그 후 갑자기 전에 치료받았던 병원으로 가겠다고 했다.

왜 다른 병원으로 가려고 하는 것인지 까닭을 물어도 대답을 않는다. 그래서 대학원에 다니는 환자의 오빠와 서로 얘기를 나누도록 했더니, 환자가 "여기 와서 하나도 좋아진 것이 없다. 여기서 하는 것이 다 마음에 안 든다. 물어 본 것을 또 물어 본다. 관심이 없다."면서 불평을 한다. 환자와 얘기하는 가운데 그녀가 어렸을 때 어머니로부터 상처받았음을 알게 되었다.

그녀는 세 살 때인가 삯바느질하고 있는 어머니 방에 들어갈 때 "엄마! 들어가도 돼요?" 하고 허락받는 장면을 떠올렸다. 그 때 이미 어머니와 환자 사이에는 거리감이 생겼으며, 자신의 감정이나 요구를 표현할 수 없게 되자 욕구불만이 병이 된 것이다. 환자는 이복 언니가 둘이 있는데 어머니가 이복 언니에 대한 불만을 자기에게 풀었다고 했다. 화를 내지 못해서 병이 났다고 말해 주자 자기는 평생 화를 내 본 적이 없다는 것이다. 환자는 계속 나를 공격하고, 오빠는 "아니다, 전에 있던 병원에서 1년이나 치료해도 낫지 않아 이리로 온 것이 아니냐."고 설득했다. 그러나 환자는 처음엔 여기서 치료를 받으면 나을 것 같았는데 물었던 얘기를 또 물어 보고 하는 것이 마음에 안 든다며 계속 퇴원을 주장했다.

그래서 나는 자살할 위험이 있는 환자의 치료는 치료자에게 화를 내게 하고 공격하게 만들면 환자의 생명을 구할 수 있다는 것(서양의 정신분석 치료의 정석)과 우리나라의 『동의보감(東醫寶鑑)』에서도 우울증 환자는 기쁘게 해 주든지 화내게 해야 한다는 기록이 있음을 알려 주었다. 또한 텔레비전 극에서 어떤 처녀가 화가 나서 자살을 하겠다고 방에 들어가 문을 잠갔는데 밖에서 화를 내게 했더니 다시 문을 열고 밖으로 뛰쳐나오는 장면을 들려주었다. 그리고 지금은 작고한 미국의 저명한 정신분석자의 저서 중에서 자살 위험 환자 치료 부분을 보여 주었다.

자살 위험 환자가 의사에게 갖은 욕을 다 퍼붓고 자살의 위기를 넘겼다는 것, 우울증 환자는 잠재적 살인자 즉 언제 살인을 할지 모르는 살인 충동을 속에 지니고 있다는 대목을 보여 주었다. 그랬더니 환자는 "그럼, 선생님은 치료에 성공한 셈이군요."라고 한다.

이렇게 해서 환자는 일단 병실로 올라갔으나 어머니에게 할 얘기가 있으니 연락을 해 달라는 것이다. 환자가 의사에게 이유를 말하지 않고 집에 연락을 해서 가족을 만나게 해 달라고 할 때는 십중팔구 퇴원하겠다는 뜻이다. 어머니는 딸의 퇴원을 망설였다. 환자는 아버지와 한 시간 이상 얘기를 나눴지만 뜻대로 되지 않자 화를 내면서 퇴원이 안 되면 밥을 먹지 않겠다며 병실로 올라가 버렸다. 그날 저녁부터 이튿날까지 계속 굶다가 오빠가 와서 얘기하고 나서는 퇴원을 않고 계속 치료를 받겠다고 했다.

노이로제나 정신병은 대부분 화를 참기 때문에 생기는 것이다. 화는 사랑을 받고 싶어 하기 때문이다. 『원각경』에도 인생의 고통의 근원이 여기에 있다고 말하고 있다.

처음에 환자는 내게서 사랑과 이해를 받을 수 있다고 생각했다가 내가 다른 환자를 칭찬하자 미운 감정이 폭발했던 것이다. 어떤 환자든 정신 치료가 제대로 잘 되어 갈 때에는 치료자에 대한 기대가 잔뜩 부풀어 오르다가 충족이 되지 않으면 미운 감정이 생기는데, 이 미운 감정을 표현했다가는 치료자가 자기를 싫어할까봐 억압하게 된다. 그러면 환자는 불안, 죄책감 등으로 자기를 벌 주는 자기 파괴적 행위를 보인다.

앞서 말한 미국의 정신분석자는 그의 저서에 다음과 같은 예를 적고 있다. 어떤 젊은 여자가 친구로부터 정신 치료를 받는 것이 좋겠다는 권유를 받고 여자 정신과 의사에게 치료를 받던 중 자살 기도를 해서 저자를 찾아오게 되었다. 여자 의사가 성격이 따뜻해서 환자에게 잘해 주자, 환자는 사랑 받고 싶은 마음이 커지게 되고 어려서 어머니를 미워하는 억압했던 감정이 되살아나 참을 수 없는 자살 충동을 느꼈기 때문에 치료자를 바꾸게 되었던 것이다.

이 치료자는 정서 장애에 있어서 적개심이 중심이 된다는 것을 잘 알고 있었다. 적개심을 가지는 것은 나쁘지 않고 누구나가 다 가질 수 있는 것이다. 적개심을 줄임으로써 좋아질 수 있는데, 먼저 그 적개심과 직면해야 한다. 심리적으로 적개심과 직면한다는 것은, 적개심을 행동으로 옮기는 것이 아니라 행동으로 옮기지 않게 해석해서 할 수 있다는 것을 환자에게 보여 주었다. 환자는 자기 이외의 누구에게도 적개심을 드러내지 않고 그것도 옷에 음식 국물이나 잉크가 떨어지는 정도에 불과하다가, 하루는 어머니가 계단에서 떨어져 죽는 꿈을 꾸고 참을 수 없는 히스테리컬한 웃음소리를 내며 발작을 일으키고 나서는 정신 상태가 호전되고 또 자살 충동이 줄어들었으며 어머니와의 관계도 좋아지기 시작했다. 이 환자의 어머니도 내 환자의 어머니처럼 식구들을 먹여 살리느라고 지쳐서 자식들에게 충분한 애정을 줄 수 없었다. 따라서 환자는 어머니의 희생 때문에 미운 감정을 조금도 나타낼 수 없어 우울증에 빠지게 됐던 것이다.

내가 이 대목을 환자의 오빠에게 보여 주었더니 환자는 자기와 똑같다고 하면서 웃었다. 그 후로 이 여학생은 퇴원해서 치료를 계속 받고 있다.

정신 장애는 신체적 원인으로 오는 극소수의 경우를 제외하고는 적개심, 화를 처리하지 못해서 생긴다. 즉 억압을 해서 병이 생기는 것이다. 억압도 하지 말고 행동으로 옮기지도 않고 마음속에서 처리되어야 한다. 우선 적개심이 있는 것을 자각하고, 말로 표현을 하고, 적개심을 가지게 된 원인이 사랑을 받으려고 했기 때문임을 깨닫고, 사랑 받고 싶은 마음을 줄임으로써 치료가 된다. 이것은 또한 도를 닦는 목표이기도 하다.

부모나 지도자, 교육자, 치료자 등 남을 지도하는 위치에 있는 사람은 지도 받는 사람의 적개심의 표현을 견딜 수 있어야만 훌륭한 지도자가 될 수 있다. 지도자가 약하면 지도 받는 사람의 적개심을 허용하지 않는다. 적개심을 강압적으로 막거나 친절을 베풀어서 표현하지 못하게 하면 자살 기도의 원인이 된다.

월남한 중년 신사

몇 해 전 일이다. 어느 날 환자를 보고 나오니 10년 전쯤에 두통으로 치료를 받다가 중단한 50대 초의 남자와 그의 부인이 지금은 좀 늙은 모습으로 앉아 있었다. 내가 알아보고서 어떻게 오셨느냐고 물었더니 '선생님 저희를 알아보시겠습니까?' 하고 묻는다. 한 '10년 전에 머리가 아파오지 않았습니까' 하고 대답하니 자기들을 기억하는 것을 매우 기뻐했다.

병원에 찾아 온 연유를 물어 보니, 일주일 전 테니스를 쳤는데 갑자기 숨이 가빠지고 손발 끝이 저리다가 경련이 일어나 곧 운동을 중지하고 과거 7, 8년간 같이 테니스를 쳐 온 내과 교수에게 진찰을 받았다고 한다. 진찰 결과 혈압 수치가 120이 나와 고혈압 치료를 받고 약을 먹었지만 혈압이 떨어지지 않았다. 그래서 죽는 병인 줄 알고 가게를 조카에게 물려주고 집도 옮겨서 조용히 살려고 재산을 정리

했는데 아무래도 신경성인 것 같아 다시 찾아왔다고 한다.

진찰을 해 보니 혈압이 최저 110에 최고 210이니 혈압이 높은 것만은 틀림없었다. 그러나 얘기를 듣다 보니 이 환자는 운동을 몇 달 안 하다가 갑자기 한 결과 숨이 가빠지고 혈액 속에 탄산가스가 부족해 이것이 뇌세포를 자극해서 경련이 일어난 것이었다. 그런데 그는 고혈압으로 죽게 되는게 아닌가 하고 놀라서 혈압이 높아지고 공포심이 사라지지 않으니 그것 때문에 약을 먹는데도 불구하고 혈압이 내려가지 않는 것이었다.

그래서 나는 이러한 얘기를 자세히 들려주고 가벼운 정신안정제를 주고 걱정할 것 없다고 안심을 시켰다. 50대 전후에는 주위에서 고혈압으로 쓰러지는 사람들이 많기 때문에 흔히 혈압이 조금만 높아져도 고혈압으로 단정을 내리곤 한다.

이 환자가 10년 전에도 두 번의 치료만으로 병이 나았고 이번에도 스스로 병의 원인을 분석하여 찾아왔기에 다른 환자들과 차이가 있음을 느꼈다. 더구나 이 사람은 누구의 소개도 받지 않고 스스로의 판단으로 찾아 왔다는 점에 유의하고 10년 전에는 어떻게 이곳에 왔느냐고 물으니 원래 자기는 다른 병원에 다녔노라고 한다. 머리가 아파서 그 병원에 다니던 중 우연히 간판을 보고, 환자가 찾아올 것 같지 않은 외진 곳에 병원을 차리고 있는 것은 틀림없이 권위자가 아니고서는 병원이 운영될 수 없다고 판단해서 찾아왔다고 한다.

이틀 후 두 번째 시간에는 마음에 걸리는 것을 얘기하도록 하고, 자신이 꾸는 꿈을 기억해 내도록 하였다. 내 기억으로는 자기가 죽으면 어떻게 하나 하는 문제와 이북에 두고 온 부인에 대한 그리움으로 고통 받고 있었다. 이북에 두고 온 부인과 사이도 좋았고 아이들도 귀여워했었다.

부인과 떨어져 산다는 것은 꿈에도 생각하지 못하다가 휴전선이 그어지며, 길이 가로 막힌 것이다. 자신은 이북에서 고등학교를 졸업했으나 돌아갈 수 없게 되어 이곳에서 야간대학을 졸업하고 상점을 운영하면서 생활해 오고 있다고 한다. 이렇게 하여 두 번 세 번 치료를 받고 자기 마음속에 걸리는 문제를 의식, 자각하게 되고 그 일에 대해 단념할 것은 단념하니 자연히 불안과 공포가 없어져 갔다. 세 번째 시간에는 이제는 이사도 해야겠고 마음도 편해졌으니 시간 약속을 않겠다면서 필요하면 전화를 다시 하겠다고 하여 일단 치료를 끝맺게 되었다. 혈압을 재보니 정상이었다. 그 이후로 이 환자는 오지 않았다. 가끔 어떻게 지내는지 궁금해서 전화를 걸어 보고 싶을 때도 있다.

이런 환자는 현실 감각이 좋은 편이라 치료가 이렇게 간단하게 끝날 수도 있다. 스스로 깨닫는 힘이 강하기 때문이다. 남의 말보다 스스로 관찰하고 생각하고 판단하는 힘이 강한, 불교에서 말하는 근기가 큰 사람이라고 볼 수 있다.

이러한 병은 2차 대전 후에 원인이 밝혀졌는데 실제로 많은 환자가 있는 것으로 추측된다. 의사들이 잘 모르고 지나치는 경우도 많고 정신과 의사를 찾아오는 경우도 드물다. 내 기억으로는 50대 우울증 환자에게 이러한 증세가 나타났다.

자유당 시절 무역상으로 해방 후에 돈을 꽤 잘 버는 사람이 일 년 이상 병상에 누워 있었다. 시내 유명 의사를 찾아보았지만 별 진전이 없었다고 했다. 건장하나 표정은 암울하고 숨을 자주 쉬었다. 이것으로 진단은 족했다. 이승만이 대일 무역을 무기한 중단한 데 대한 충격으로 생긴 병이었다.

몸에 이상이 있는데 원인이 분명하게 나타나지 않는 병 중에는 이와 같이 정신적 원인으로 생긴 병이 많을 것으로 본다.

청년 사장의 자살 기도

30년 전 일이다. 모 의과대학 교수로 간 지 몇 달이 지나서였다. 신경외과로부터 특실에 입원해 있는 환자를 봐 달라는 요청이 왔다. 환자가 자꾸 자살을 시도하자 겁이 난 신경외과 의사들이 정신과에 의뢰한 것이다. 그 이전에도 정신병 환자나 정신과 환자가 호전되는 기미가 없고 굶어 죽게 될 위기에 직면하면 정신과 진찰을 요청해 오곤 하는 일이 종종 있었다.

병실에 가서 환자를 보니 우울증 환자로 어떻게 하면 죽는가 그 생각만 하고 있었다. 몸은 단단하고 나이는 30대, 직업란에는 광업으로 부사장이란 직함을 가지고 있었다. 1년 전부터 잠이 안 오고 의욕이 없고 불안하고, 자기는 아무런 가치가 없고 죄가 많고, 거리를 지나는 거지가 무한히 부럽다는 지경에 이르러 죽는 것만을 생각하고, 말도 잘 하려고 하지 않는다고 했다. 처음에는 지방의 모 종합병원에 입원을 했다가 낫지 않아서 서울의 신경외과에 입원을 해 한 달 이상 치료를 받았지만 더욱 악화만 되고 자살 기도에까지 이르자 정신과로 보내왔던 것이다.

당시에는 항우울제가 없을 때라 응급처치로 전기치료를 세 번 하니 환자나 주위 사람은 다 나은 것같이 생각한다. 통틀어 여덟 번 하고 나서 가벼운 정신안정제를 주면서 정신 치료를 하자 두 달 만에 퇴원했으며, 외래로 가끔 다니다가 그만두었다. 치료를 그만두고도 가끔 찾아왔고 그 후 재발은 없었으며 종합 진찰을 받은 적이 있다고 했다.

이 사람은 어릴 때부터 공부를 잘해서 초등학교를 졸업할 때에는 도지사 상을 받기도 하였으나 가정이 어려워 상급 학교로 진학할 수 없어 일본인이 경영하는 사업장에 사환으로 취직했다. 독학을 해서 총독부 기사 시험에 합격하여 그 회사의 기사로 근무하다가 해방이 되어 일본인들이 물러간 뒤로는 그 회사를 매각해서 사업을 해 왔다. 당시는 아직 자유당 말기라 산업이 발달하지 못한 때였으나 그래도 돈도 벌고 큰 기업체를 가지고 있었기 때문에 친척이나 아는 사람들이 돈을 빌리러 오거나 얻으러 오는 경우가 잦았다.

이러한 경우 돈을 빌려주거나 주었을 때는 마음의 부담이 없지만 그냥 돌려보내야 할 경우에는 미안감과 죄책감을 어떻게 할 수가 없었다. 그러자 잠도 오지 않고 가슴이 답답하고 체중이 줄고 세상만사가 귀찮고 자기는 이 세상에 살 가치가 없는 존재라는 생각에 이르렀던 것이다. 여러 곳을 다니며 방황을 하다가 결국 정신과 치료를 받고 회복이 되었다. 회복이 되자 이 환자는 자기는 어려서 돈이 없어 공부를 못했기 때문에 자기가 돈을 벌면 꼭 학교를 하나 세워서 사회에 기증하겠다는 생각을 하였다. 그런데 본인이 노이로제로 고생을 해 보니 노이로제를 치료하는 병원이 얼마나 중요한가를 알았다면서 정신 치료 병원을 하나 세우고 싶다고 했다. 그러면서 병원을 운영하게 되면 자기가 자금을 대겠다고 여러 번 되풀이 했다.

물론 내가 이 사람의 권유와 관계없이 병원을 세우고 그로부터 아무런 원조도 받지 못했지만 그 후 여러 해가 지나, 지금으로부터 20여 년 전에 2억원 가까이 되는 돈을 내어 학교를 하나 세워달라고 해서 신문에 보도된 일이 있었다.

이 사람과 같이 돈을 빌리거나 얻으러 오는 사람에게 화를 내지 못하는 성격의 소유자는 적개심이 안으로 들어가서 죄책감이 생기고 우울증이 되는 경우가 있고 사랑하는 사람, 의지하고 있는 사람이나 사물을 상실함으로써 우울증에 빠지는 경우도 있다.

젖먹이가 어머니로부터 떨어져도 우울증이 생기고, 어머니의 관심이 동생에게로 쏠려 자기에게 애정이 줄어도 우울증에 걸린다. 연애의 실패, 입학 시험에 떨어짐, 사업 실패 등도 마찬가지다.

우울증의 종류는 근래에 들어 여러 가지가 있으나 종전에는 심인성(心因性) 우울증과 내인성(內因性) 우울증으로 구분하고, 정도에 따라서 신경증적 우울증과 정신병적 우울증, 그리고 갱년기(更年期) 우울증이 있다. 이것은 여자면 40대, 남자면 50대 이후에 여러 가지 심리적·사회적 변동에 대한 반동으로 나타난다. 물론 여기에서도 젊었을 때의 성격이 토대가 되는 것은 말할 것도 없다.

그 후 항우울제의 개발은 우울증의 약물치료에 있어서 전기치료와 더불어 새로운 기원을 이룩했다고 볼 수 있다. 자살의 위험이 극히 심하면 우선 전기치료를 해서 위기를 모면하고, 약물치료와 정신치료, 작업 치료 등을 하면 이상적이다. 심하지 않는 경우에 이 정도 치료면 충분하다.

우울증은 증세가 표면에 나타나지 않기 때문에 내과 병으로 오인되어 바른 치료도 받지 못하고 고생하거나 자살하는 환자들이 많다.

화병

얼마 전에 이제 50에 들어선 후배 정신과 의사가 논문을 봐 달라고 선물을 잔뜩 싸들고 온 일이 있다. 며칠 전, 학회의 월례 집담회에서 어떤 젊은 의사가 '화병'의 '화'자가 불화[火]자가 아니고, 누군가 또 다른 글자를 쓰고 있는데 어느 글자가 옳은 한자 표기법인가를 묻길래 글자도 틀렸고, 화병의 설명이나 기술도 틀렸다고 지적한 적이 있었다. 그런데 찾아 온 친구가 바로 그 글자를 쓴 장본인이라 나는 '자네는 어디서 그런 글자를 쓰는 것을 보았느냐'고 물었다.

이 친구는 다른 교수가 『동의보감』을 인용해서 쓴 것을 보았다고 했으나 나는 그런 기억이 없다고 했다. 그러면서 한글 사전에서 화병 (火病)을 찾아서 보여 주었다.

옛날에 지금 모 한의과대학 학장으로 있는 모 씨로부터 한의서에는 화병이란 말이 없다고 들었다. 이것은 순전히 우리나라에만 있는 말인 듯하다. 한글 사전에는 울화병의 준말이라고 풀이하고 있다. 울화는 속이 답답하여 생기는 심화라고 풀이하고, 울화병은 울화로 생기는 병이라고 적혀 있다. 말을 올바로 사용하려면 우선 사전부터 찾아보는 것이 기본이 아니겠느냐고 말해 주었다.

이 후배 정신과 의사는 화병이 화(禍)를 입어서 생기는 병이라는 엉뚱한 생각을 갖고 있었다. 그래서 자네뿐만 아니라 전체적으로 우리나라에서는 선생에게 제대로 배운 경험이 없어 대학 교수들도 엉뚱한 생각을 하고, 잘못된 것을 학생들에게 가르치고 있다고 일러 주었다.

이 사람도 외국 유학을 4~5년 하고 대학 교수로 있다가 종합병원 과장으로 있으면서 대학에 나가서 전공의들을 가르치고 있었다. 다음날 중화민국에서 발행한 『대한문사전』(20권)과 일본에서 나온 제일 큰 『대한화사전』(12권)을 찾아보아도 화병이나 울화 또는 울화병을 발견할 수 없었다. 단지 심화(心火)란 풀이는 불화[火]자에 있을 뿐이다.

그러므로 화(火)가 심화(深化)라는 개념은 한자에 있지만 '화병'이란 말은 순전히 우리나라 일반 국민에게 내려오는 개념이라는 것을 알 수 있고, 우리나라 사전 그것도 국어사전에만 있고 일본이나 중국에는 없는 말이라는 것을 알 수 있다.

이런 점에서도 우리나라 사람이 원래 얼마나 인간 이해가 깊었던 가를 짐작할 수 있다.

화병이란 쉽게 말해서 화, 즉 적개심을 처리하지 못하고 억압함으로써 생기는 병, 또는 격렬한 감정을 처리하지 못하고 잊어버리려고 억압을 함으로써 생기는 병이라고 할 수 있다.

그렇기 때문에 정신과에서 다루는 병은 정신병이든 뇌(腦)에 국한된 병이든 뇌의 손상이 원인이 되는 극소수의 병을 제외하고는 다 화병이라고 생각하면 된다.

사업에 실패한 끝에 화병이 나서 사망하는 경우가 종종 있다. 어떤 정치인은 국회에서 울화를 처리하지 못하고 뇌졸중(腦卒中)으로 병석에 누워 있다. 어떤 동창생은 10여 년 전에 친구의 아들이 취직을 할 때 신원보증을 서 주었다가 노후의 생활을 보장하기 위해 지어 놓은 3층 빌딩을 고스란히 날리게 되어 그 충격으로 세상을 떠났다. 여자들의 경우에는 계가 깨진다거나 돈을 빌려준 것을 떼였을 때, 남편이 만성적으로 외도를 할 때 부인은 평생 화병을 앓는다.

어떤 친구는 16년간을 야당 후보로 지내면서 늘 낙선의 고배만을 마시다가 심장병을 얻었다. 부인은 어떤 대학병원 내과에 입원했다. 부인을 직접 보지 못했지만 나는 들러리 야당 후보를 그만 두라고 늘 얘기했으나 미련을 못버리더니 16년 만에 당선이 되었다. 하지만 여섯 달 만에 국회가 해산되고 의원직을 상실하자 정치 일선에서 아주 물러나고 말았다. 그 후 부부의 건강도 완전히 회복되고, 심장이 나빠서 술도 끊고 있던 그 친구는 마음 놓고 술도 마시고 유쾌하게 지냈다. 그런데 전날 밤늦게 친구와 과음하고 나서 이튿날 고향에서 결혼 주례를 하고 피로를 완전히 풀지 못한 채 두 번째 주례를 하다가 쓰러져서 병원으로 옮겼으나 회복하지 못하고 운명을 하고 말았다.

최근에 어떤 부인과 남편이 부인의 병 때문에 진찰을 받으러 온 일이 있다. 남편 친구의 소개로 왔다는 그 부인은 병이 난 지 15년이 되었는데, 병원에도 가보고 한약도 먹어 보고 심지어 어떤 나병원(癩病院)이 용하다고 해서 그곳까지 가 보았으나 효과가 없었다고 한다.

남편은 성실해 보이나 자기 생각을 쉽게 고치지 않을 것 같은, 어린애 같은 표정이 있고, 부인은 눈초리가 날카롭고 마른 편이다. 그리고 아들, 딸들이 대학, 대학원에 다니고 있다 한다.

부인의 병은 가슴이 두근거리고 답답하고 소화가 잘 안 되고 신경질이 나곤 하는 증세를 보였다. 고향에서 친척의 중매로 남편과 선을 보고 결혼을 하여 서울로 왔다. 그런데 단칸방에서 고등학교 다니는 시누이의 아들을 데리고 한 방에서 지내고, 그 남편의 조카는 방이 좁으니까 책상 위에서 자면서까지도 나가지 않았다고 한다. 그 후에 이 학생의 여동생까지 올라와 다섯 식구가 한 방에서 지내게 되자 도저히 안 되겠다 싶어 나중에 방 하나 더 얻어서 따로 있었다고 한다. 이것 때문에 밤낮 부부싸움을 했으며 이런 상태가 5년 동안이나 계속 되었고 이렇게 부대끼다 보니까 결혼하기 전에는 명랑했던 성격이 변하여 결혼 후에는 웃음을 잃었다고 한다.

부인이 이러한 얘기를 하고 있는 동안 남편은 시종일관 미소만 띠고 있는 게 우직한 인상을 주었다. 그래서 나는 두 사람에게 이 병은 신혼 초에 생긴 울화를 풀지 못해 생긴 화병이라고 얘기해 주었다. 단칸방 신혼살림에 다 큰 고등학생과 함께 지내고, 또 아이들이 태어난 뒤에도 좁은 방에서 다섯 사람이 함께 지내면서 대책을 세우지 못하자 화가 나 병이 된 것이라고 일러 주었더니, 지금은 방이 다섯 개라서 아이들도 방 하나씩 차지하고 있다고 한다.

그러나 지금도 집에 누가 오는 것을 제일 싫어한다고 한다. 그래서 나는 젊어 고생해서 살만하게 되면 병이 나든지 죽는다는 옛말을 들어 고생하는 동안에는 참고 있다가 그 원인이 사라지면 과거에 참았던 화가 올라와서 병이 된다는 얘기를 해 주었다.

한 예로 해방 직후에 어떤 부인은 해방 전에 집안이 어려워 남편이 만주로 돈 벌러 간 후 10년간 시부모 시동생들과 남편 없는 시집살이를 했다. 해방이 되고 남편이 돌아와서 남부럽지 않게 살게 되었지만 불행히도 정신병이 발병한 것이다. 이유인즉 과거에 억눌러 두었던 화가 도움을 받으러 오는 시집 식구의 얼굴을 볼 때마다 속에서 올라오는데 그것을 제대로 처리하지 못하고 적개심이 쌓여 피해망상을 일으킨 것이다.

이러한 얘기를 들려주면서 다음 진료의 약속을 해 주었는데 치료비가 너무 아깝다고 생각했는지 오지를 않았다.

내 자신이 문제이다

정신 치료하는 의사가 환자를 처음 대할 때는 먼저 그 환자가 어떤 경로로, 왜 왔는가 그리고 고치고자 하는 것이 무엇인가를 우선 분명히 밝혀야 한다. 환자의 증상이 머리가 아프다, 가슴이 두근거린다, 소화가 잘 안 된다, 구역질이 나고 설사가 심하다든가 하는 따위의 신체적인 것일 때에는 문제가 다르겠지만…… 증상이 심하지 않은 경우의 환자는 우선 가까운 사람들에 대한 불평을 자주 한다. 환자가 유부녀일 경우, 시간마다 자기 남편에 대한 욕을 하거나 불평을 늘어놓는 것을 볼 수 있다.

결혼한 지 10년이 되는 어떤 부인은 남편의 사랑을 의심하고 이혼을 작정하지만, 혹시 자신의 생각이 잘못된 것은 아닐까 싶어 상담을 의뢰해 왔다. 이 경우에는 환자 자신도 어렴풋이 자신에게 잘못이 있다든가 아니면 마음 한구석에 뭔가 찜찜한 것이 있어서 찾아왔기 때문에 곧 자신의 문제를 깨닫게 된다.

몇 해 전 마닐라에서 개최된 제2회 태평양정신의학회에 참가했을 때의 일이다. 휴식 시간에 나는 30여 년 전에 미국 뉴욕에 있는 병원에서 함께 근무했던 여의사와 함께 커피를 마시면서 얘기를 나눴다. 그때 여의사는 웃으면서 내게 "나는 그것을 좋아한다."고 말했다.

나는 여의사가 말한 '그것'이 무엇을 뜻하는지 알아듣지 못해 처음에는 어리둥절했으나, 학술발표 토론 시간에 내가 다른 참가자들에게 '그것은 당신의 문제'라고 한 말을 가리키고 있음을 곧 알게 되었다.

함께 근무하던 당시, 그녀는 다른 동료 의사와 같이 식사를 하면서 계속 무엇인가 불평을 늘어놓았었다. 그런 그녀에게 나는 '그 불평들은 모두 당신 자신의 문제 때문에 비롯되는 것'이라고 일렀다. 그 때 그녀는 나의 충고를 고맙게 받아들였던 것이다.

외국에서 돌아온 후 모교에서 잠시 강의를 맡았었다. 강의 도중에도 나는 그런 말을 자주 했던 것 같다. 현재 교수로 재직하고 있는 나의 제자는 '그것은 내 문제'라는 수필을 썼는데 그 책을 보내 주어 읽은 일도 있다.

부처님께서 깨달으신 것의 핵심도 바로 이것이다. 사람들의 불평을 가만히 들어 보면, 그것이 다른 사람의 문제가 아니라 바로 그 사람의 문제인데 그것을 자신의 문제로 깨닫지 못하는 경우가 많다. 비록 불평불만이 있더라도 "내가 지금 무엇을 바라고 있는가."를 냉정히 생각해 보고 자신의 문제로 인식한다면 불평불만은 해소될 수 있다.

얼마 전, 남부럽지 않은 재산과 사회적 지위를 가지고 있는 60대

신사를 치료한 일이 있었다. 그는 정신 치료를 받고 있다가도 내게 "왜 의자를 삐걱거리느냐, 왜 하품을 하느냐, 주위가 산만한 것 같다, 몸을 움직인다." 하면서 불평이 많았다. 그러면서 의자를 갈아치우라는 것이었다. 그래서 소리 안 나는 다른 의자에 앉아서 치료를 했다.

그는 처음 왔을 때부터 불만스러운, 성난 표정이었다. 자기 밑에서 일하는 사람을 욕하고, 한국과 한국 사람을 못마땅하게 여겨 외국에 가서 살고 싶다는 것이다.

그러면서 자기가 왜 그러는지를 내게 물었다. 10대 때부터 노이로제가 있었다는 그는 자기 마음에서 그 해답을 찾으려고 하지 않고 외부에 대한 불평으로 스스로 시달리고 있었다.

나는 그를 치료하면서 그가 자기 자신에 대해서 깨달을 수 있도록 했다. 그는 자신에 대해서 좀 더 관심을 갖게 되었으며, 사물이나 사람들을 다른 각도로 보려고 노력하고 있으나, 동전의 반대쪽을 볼 수 있을지는 아직 모르겠다고 했다.

그는 치료비를 현금으로 내기도 하고 때로는 가계수표를 내기도 하는데, 은행에 입금시키려고 보면 수표에 도장이 안 찍혔다거나 날짜가 빠져 있곤 했다. 또 어쩌다가 도장을 찍으라고 부탁하면 찍고나서도 인주 뚜껑을 닫지 않고 그냥 가기 때문에 항상 내가 닫곤 했다.

나는 그에게 이런 점들을 언제 지적해 줄까 오랫동안 망설이다가 그가 나에 대해서 불평을 많이 할 때 다음과 같은 말을 한 기억이 난다.

정신 치료를 받는 환자는 의사의 관심을 자기에게 집중시키고 사랑과 인정과 칭찬을 받고자 하는 욕망이 강하다. 그런데 그 욕구가 너무 강하고 지나치기 때문에 대개 좌절하고 마는데 좌절에 대한 적개심을 의사에게 갖는 것이다.

환자가 의사에게 취하는 행동은 그 사람의 모든 대인 관계에서 나타나는 행동의 표본이며 어려서부터 유지해 온 가족 관계의 재판이다. 때문에 의사와 환자의 관계를 통해서 적개심의 근원을 밝히고 원인을 규명해야 한다.

의자가 삐걱거린다고 자주 화를 내는 사람은 적개심이 심히 많은 사람이다. 치료를 위해서는 환자는 적개심을 느끼는 대로 반드시 말을 해야 한다. 그리고 그 근원을 밝혀서 적개심을 없애야 한다. 선생처럼 아무 곳에나 담배, 성냥을 두고 간다든지 수표에 날짜나 숫자를 적지 않고 도장을 적지 않거나 혹은 찍는다 해도 인주 뚜껑을 전혀 닫지 않는다는 것은 적개심의 표현인 것이다.

"사람은 누구나 남의 불편을 느끼게 되어 있다. 입장을 바꾸고 생각해 보라. 선생이 당하면 아마 무척 화가 날 것이다." 대강 이런 취지의 얘기를 했더니 그는 "그런 줄 몰랐다."면서 평소 집에서 직장에서 자기가 하고 싶은 대로 행동을 했다는 것이다. 나는 다시 "노이로제는 자기 집에서나 직장에서 하는 대로 아무 곳에서나 그렇게 하려고 하는 것이다."는 말을 해 주었다.

그런 지적 때문인지 그는 최근에 와서 전과 다르게 많은 노력을 하고 있다. 또한 전에는 남 앞에서 열등감이 많았었는데 요즘은 자신이 느낄 만큼 개선되었다고 한다.

우리는 자신에 대한 자존심이 없을 때 남을 무시하는 행동을 하게 된다. 정신분석 치료는 자기의 문제를 남이나 외부로 투사하고 있는 것을 깨닫게 해서 그 투사를 없애는 것이다. 수도(修道)의 목표도 바로 이 투사를 없애는 것이라 할 수 있다.

감정을 옮기지 말라

공자(孔子)가 이른 나이에 죽은 제자 안연(顔淵)을 칭찬하는 말에 "안연은 노여움을 옮기지 않는다."는 구절이 있다. 『원각경』에는 인생의 고통, 즉 중생고는 미움과 사랑에서 비롯되고 미움은 사랑을 갈구하기 때문이라고 말하고 있다. 서양의 정신분석 치료의 핵심은 환자가 과거에 해결하지 못한 사랑, 즉 의존심과 미움을 치료자에게 옮겨 올 때 그 근원을 찾아서 해결하도록 도와주고 또 엉뚱한 사람들에게 감정을 옮겨서 타인을 괴롭히고 자신을 괴롭히는 일이 없게 도와주는 것이다. 보조 국사(普照國師)는 미움과 사랑을 하지 않으면 걸림이 없는 경지라고 했다. 해탈이란 이 미움과 사랑에서 벗어나서 자비로 가득차게 되는 것을 말한다.

매일같이 환자들을 정신 치료하다 보면 불경이나 유교의 경서, 노자(老子)와 장자(莊子)가 다같이 진리를 가르치고 있음을 느낄 수가 있다. 공자가 안연을 제자 중에서 가장 어진 사람으로 본 이유는 화를 옮기지 않고 안빈낙도(安貧樂道)했기 때문이다.

　정신질환을 겪는 환자의 병과 고통의 근원은 대부분이 노여움과 미움에 있다. 미움은 무엇인가 바라는 것, 즉 사랑이나 인정, 도움을 갈구하기 때문에 생기는 것임을 쉽게 알 수 있다.

　정신분석 치료나 도(道)를 닦는다는 것은, 곧 자기 자신 속에 있는 미움을 자각하고, 그 미움의 근원이 어려서 마땅히 충족되었어야 했을 사랑의 욕구 또는 늦게까지 불필요한 사랑과 보호를 받은 것에 중독되어 계속 갈구하려는 데에 기인하고 있으며, 지금은 그러한 욕구들이 불필요할 뿐 아니라 오히려 자신을 해롭게 한다는 것을 깨달아야 한다. 그래서 진정한 자기로 돌아가 자유롭고 독립적인 인생을 살고자 노력하는 것을 의미한다.

　이렇게 볼 때, 부처님이나 성인(聖人)이 아니면 정도의 차이는 있지만 모든 인간이 노이로제가 있고, 사랑과 미움이 많을수록 정신 건강이 나쁘며, 적을 수록 도(道)가 높다는 것을 알 수 있다. 노이로제나 정신 질환이 있는 사람은 어릴 때 마땅히 받아야 할 보살핌을 받지 못해서 한이 되었거나 아니면 스스로 하도록 두어야 할 나이인데도 부모들의 지나친 간섭과 보호로 말미암아 제대로 성장하지 못한 경우가 많다.

　결국 정신 건강이란 마음이 편한 것, 상락아정이라는 것을 알 수 있다. 인격이 성숙하고 정신이 건강한 사람은 자신의 감정 처리를 잘하는 사람이다. 자취를 남기지 않고 모든 문제를 그때그때 처리한다.

안 되는 것은 포기하고 몇 년이 걸려도 하고 싶은 것은 열심히 한다고 결심하면 마음에 걸림이 없다. 대혜 선사는 애응지물이 없으면 각(覺)이라고 했다. 그러나 중생은 애응지물이 있다. 가만히 있으면 가슴 속에서 애응지물이 발동을 한다. 물론 이 애응지물은 가만히 있을 때 뿐만 아니라 24시간 자나깨나 발동을 하고 있지만 가만히 있을 때 의식에 떠오르기 쉽다는 얘기다.

노이로제에 걸린 사람은 의존심, 다시 말하면 사랑을 갈구하는 욕구가 너무나 강하기 때문에 이러한 욕구는 채워지기가 매우 어려우며 그런 이유로 화를 잘 내게 된다. 즉 미워하는 마음이 깊다. 그러면서도 스스로는 그것을 깨닫지 못한다. 이것이 바로 불교에서 말하는 삼독(三毒)인 탐(貪)·진(瞋)·치(癡)이다.

인격이 미숙한, 정신이 건강하지 않은 사람은 타인에 대한 바람이 많다. 때문에 항상 남의 눈치를 봐야 하고 남에게 좌우된다. 또 마치 어린애처럼 사랑받고 싶은데 그것이 잘 채워지지 않기 때문에 노여움이 많다. 혹시 화를 내면 상대편을 아주 놓치게 될까 두려워하여 화를 억제한다. 물론 그러면서도 참을 수 없을 때면 벌컥벌컥 화를 잘 낸다.

화를 못내는 것보다는 화를 내는 것이 본인에게는 더 편하고 좀 낫다고 볼 수 있다. 정신이 건강치 못한 사람은 감정의 폭발을 자주 일으킨다. 감정을 자신도 자각을 못하거나 남도 모르게 억압한다거나 아니면 폭발을 시킨다. 감정을 참아내질 못한다.

진정한 의미의 인내는 자신이 건강해야 가능하다. 감정을 표현했다가 거절당하거나 사랑받지 못할까 염려가 되어서 감정을 억압하고 표현을 삼가는 것은 진정한 참음이 아니다. 이런 경우 자신도 감정이 있는 것을 잘 모른다. 진정한 뜻으로 참는다는 것은 화를 낼 때와 장소와 상대가 아니기 때문에 감정의 표현을 보류하면서도, 자신이 지금 화가 나 있다는 것을 자각한 상태이다. 그러면서 타인에게 은연중에 전달이 되어 가만히 있어도 남이 오히려 두려워하게 된다.

노이로제 환자는 애증(愛憎)의 감정이 잘 일어나고 처리가 안 되어 무의식 중에도 모든 사람에게 그런 감정이 끊이질 않기 때문에 대인 관계가 원만하지 못하다. 세상 사람들의 화제가 남녀노소를 막론하고 누가 내게 잘 해 주었다, 잘못했다, 무시했다, 인정을 안 해 준다는 등이 대부분인 것을 보면 중생고가 어떤 것인지 실감할 수 있을 것이다. 정신 치료를 받는 환자는 본래 부모 형제나 정서적으로 가까운 사람들에 대해서 갖는 사랑과 미움의 감정을 치료자에게 옮기기가 일쑤이다. 치료자에게 갖는 이러한 감정은 환자가 모든 사람들에게 느끼는 감정의 표본이다. 말하자면 잘못된 대인 관계를 치료자와의 관계에서 재연(再演)하는 셈이다.

환자와 치료자는 이러한 애증의 근원을 찾아서 그 근원에 국한시켜서 해결해야 한다. 환자가 감정을 품고 있는 원래의 표적은 부모나 부모의 대리자이다. 그러나 그들과의 감정을 풀지 못하고 다른 엉뚱한 사람들에게 분풀이를 한다. 그러므로 환자와 치료자의 관계를 바로 이해함으로써 원래의 대상에 국한시켜서 감정을 해결하면 비로소 모든 대인 관계가 현실화 되고 원만하게 된다. 어떤 환자는 치료

를 받기 전에는 상냥하게 대하면서 미운 감정을 조금도 표면에 나타
내질 않았다. 그런데 치료를 하다보니까 그는 상대방에게 미운 감정
이 생기는 순간이면 멍해지거나 싱긋싱긋 웃거나 굽실굽실 절을 하
고 그 후에는 좀 뚱한 표정을 지었다. 그것이 그의 진정한 감정이었
던 것이다.

우리가 만일 안연처럼 감정을 옮기지 않으면 마음의 고통은 없는
것이다. 진정한 마음의 평안은 모든 감정을 있는 그대로 받아들이고,
이 사람에게서 생긴 감정을 저 사람에게로 옮기는 일이 없을 때 얻을
수 있다. 우선 당장 자기의 마음을 편하게 하려고 아무런 관계도 없
는 사람에게 감정을 옮기면 고통에서 헤어날 수 없게 된다. 종로에서
뺨을 맞고 한강에서 눈을 흘기는 일은 정신이 건강하지 않음을 뜻한
다. 종로에서의 일은 종로에서 끝내야 한다.

주체성

나는 우리 동포들이 나라의 운명을 잘못 타고나서 못된 지도자를 만나 남북이 두 동강이 나고 고생을 한다는 말을 가끔 듣는다. 나는 이 말이 어디에서 연유하는지 충분히 이해하지만 전적으로 동의한 적은 없다.

특히 이러한 말을 자주 했던 친구가 있었다. 이 친구는 우리 집에 오면, 듣는 이가 골치 아프다는 소리를 할 정도로 혼자서 무한정 떠벌리기 때문에 우리 집 식구들은 그 친구에게 '떠버리'라는 별명을 붙였다. 그는 부모에 대한 의존심이 강해 어른으로 자라지 못한 어린 아이와 같았다. 최근 사회병리에 관해 생각나는 대로 써달라는 어느 편집자의 청탁을 받아들여 붓을 드니, 늘 한국인에 대한 불평만 늘어 놓던 그 친구가 먼저 떠오른다.

일제 강점기부터 일본인들은 우리들을 멸시하는 의미에서 "조센징(조선인)은 할 수 없다."는 말을 자주 써왔다. 그런데 우리나라 사람들이 이것을 그대로 받아들여 지금도 예사로이 사용한다고 한다. 나는 이 말이 생기게 된 이유를 전혀 이해할 수 없는 것은 아니지만 그렇다고 이것을 받아들일 수도 없다.

정부에서는 지금의 우리 사회를 총체적 난국이라 하고, 대통령은 범죄 전쟁을 선포하기에 이르렀다. 왜 이러한 조치들이 나오게 되었을까? 현재 우리 사회에는 툭하면 부녀자를 폭행하고 강도질 하는 20세 전후의 흉악범, 공중전화를 빨리 끊으라는 말에 살인을 하는 젊은이, 물품 싹쓸이 해외여행, 과소비 등 사회병리적으로 위태로운 양상들이 많다. 또한 소수화된 야당에서는 뜻한 바대로 되지 않자 집단적으로 국회의원직 사표를 내고 등원을 거부하였고, 그래도 목적이 성사되지 않자 오직 대통령이 되고자 꿈꾸는 당수가 단식에 들어가고 이에 동조하는 일부 야당 의원도 동조 단식을 하는 등의 행각을 벌이고 있다.

현재 우리 사회는 남북회담, 우루과이 라운드, 무역수지 적자 등의 여러 가지 원인에서 오는 국가적 위기와 극심한 민생 문제를 안고 있다. 그럼에도 불구하고 이들은 아랑곳하지 않고 있다. 이러한 마구잡이 행동들이 상하·남녀노소를 막론하고 침투되어 있으니 진실로 큰 일이다.

이러한 현상들을 통틀어 보면 공통성이 있다. 즉 궤도 이탈이다. 법이나 도덕, 상식을 벗어나고 사리사욕과 순간적·일시적 충동에 지배되어 국가나 민족 심지어는 가족도 보이지 않는 이기심이다. 자기 욕심 외에는 아무것도 보이지 않는다. 와우 아파트가 상징하는 부실 공사는 지금까지도 내려오는 우리 사회의 상징적인 병폐이지만 내가 경험하고 관찰한 바로는 건설이나 건축 공사뿐만 아니라 우리 생활의 모든 분야가 부실 공사와 같다. 예를 들면 대학 교수도 대강대강 책을 읽기 때문에 철저하게 아는 것이 아니라 어림짐작으로 보는 경우가 많다. 특히 외국어로 된 소위 원서(原書)를 읽을 때 더욱 그렇다. 정부의 행정과 국회의 입법, 가정에서의 일처리 및 해외여행도 마찬가지다.

한번은 외국의 일류 호텔에 숙박한 후 떠날 때 계산서에 먹지도 않은 음식값이 적혀 있는 것을 발견한 적이 있었는데, 처음에는 우연한 착오이겠거니 하였지만 이런 일이 거듭되었다. 다시 생각해 보니 한국인은 국내에서 계산서를 따지지 않는다는 것이 이들에게 알려져서 고의적으로 적어 넣은 것이 아닌가 의심이 들었다. 외국인들은 호텔을 떠날 때 계산대에서 계산서를 10분 이상 검토하는 것이 관례적인 듯하다. 우리나라 사람은 외국인이 볼 때는 정부나 개인 모두 세계의 봉이 되고 있는 데에 대한 자각이 부족하다.

언젠가 TV 화면에서 우리 상품을 수입하는 일본인이 "한국 사람은 '괜찮아요'라고 하는 것을 고쳐야 한다."라고 충고하는 것을 보았다. 이 일본인이 경험한 실례는 한국산 와이셔츠를 구입했는데 때가 묻어 있어서 한국 수출상에게 말을 했더니 "괜찮아요, 빨지 않으면 되요."라고 하더라는 것이다. 이것은 정말 어처구니없는 일이 아닐 수 없다. 이런 일들은 우리 주변에서 늘 볼 수 있는 일이고 아마도 내 자신에게도 부지불식간에 스며들어 있는지도 모를 일이다. 이런 이야기를 하면 나에게 지도를 받고 있는 교수나 의사ㆍ심리학자들은 학교에서 배웠던 것을 다시 배우는 기분이라면서 여태까지 책을 거꾸로 읽었다고들 한다. 그러면서 다른 동료들에게 나에게 배운 것을 이해시키기가 힘들다고 한다.

금년 초인가 우연히 TV에서 빙점(氷點)이라는 연속극을 보고 충격을 받았다. 알고 보니 일본에서 많이 팔렸다 해서 우리나라에서도 번역된 일본 소설을 극화한 것이었다. 우리나라 여자들에게도 인기가 있다는 그 연속극은 우리들로서는 공감할 수도 없는 이질적이고 사악한 일본인 특유의 복수 심리를 그리고 있었다. 그러면서도 지명이나 인명은 한국으로서 마치 한국에서 한국 사람이 하는 것처럼 보이고 있다. 방송위원회에 전화를 걸어 시정을 요구했더니 서면으로 제출해 달라고 해서 서면으로 국민 정신을 파괴하는 방송임을 지적하면서 방영을 금지시키라고 했다. 곧 '빙점' 뿐만 아니라 유사한 방송에 대해서도 방송을 삼가도록 방송국에 시달했다는 서면 대답이 왔는데, 지금 그 '빙점'을 일요일에 재방송하고 있다고 한다. 바로 이러한 방송국과 방송위원회의 처사야말로 우리나라의 현주소를 말해 주는 것이고 또한 사회병리의 핵심을 말해 주고 있는 한 단면이라고 할 수 있을 것이다.

감독할 위치에 있는 사람들이 방관만 하고 있고, 모든 사람이 잘못된 것을 알면서도 아무도 고치려고 하지 않는다. 이러한 현상들은 우리나라 도처에서 볼 수 있다. 반면 방송국 아나운서들이 우리말 바로쓰기의 국어순화 운동을 벌여서 외부 문의에까지 응해 주는 등 갸

륵한 운동을 전개하고 있다는 기사를 읽고 그래도 '우리나라를 바로 잡자는 움직임이 살아 있구나' 하고 나 자신도 용기를 얻고 있다. 하지만 TV에 나오는 국어학자나 국문학자 중에서 나같이 철자법도 제대로 익히지 못한 사람이 들어도 이상한 말들을 하고 있는 데는 놀라지 않을 수 없다. '보여진다', '지어졌다', '…네요', 기자들도 '절대절명', '방기', '열옹' 등 우리말 사전에도 없는 일본 말을 마구 쓴다.

이런 말은 일제 강점기에도 쓰지 않았던 우리말이다. 나는 이런 현상을 검토하면서 여러 가지 중요한 것을 알게 되었다. 일제 강점기에도 훼손되지 않았던 말이 왜 이렇게 일본어가 되었는가? 처음에는 피동체를 쓰는 게 우리가 자주 서양 말로 된 책을 보기 때문에 서양 말 번역체가 몸에 배어버린 결과일 것이라고 짐작했다. 하지만 80년대에 와서 회사원과 공무원 등이 일본어를 조금 공부해서 마구 한국말로 번역한 것들이 사회에 유포되어 일본 말을 모르는 사람들에게까지 침투되었기 때문이라는 사실을 알게 되었다. 예를 들면, 일류 주간지에서 일화견주의자(日和見主義者)라는 것을 보고 신문사에 전화를 걸었던 적이 있다. 그 큰 신문사 안에는 나보다 우리말이나 일본 말을 잘 하는 사람이 많을 텐데 이런 오류를 범하고 있는 것은 감독하는 사람이 방관하고 있기 때문이다. 위의 말은 기회주의자라고 번역해야 하는데 한자는 그대로 두고 다른 부분만 번역한 일어다. 우리말도 제대로 모르는 사람의 소행이라고 볼 수밖에 없다.

일본인들은 800년 동안이나 왕의 이름만 있었고 실권 없이 무사(武士)가 지배하였다. 책임을 지면 목숨을 내놓아야 하기 때문에 모든 표현에 피동체를 많이 써 책임을 피해왔다. 우리말로는 보이다를 보여진다, 지었다를 지어졌다라고 하고, 무엇이 어떻다라고 하는 것을 무엇 같아요라고 한다. 우리는 일본 말이나 서양 말에서는 피동체로 표현하는 것을 능동체로 표현한다. 우리말은 항상 주체적으로 표현한다는 것을 국어학자나 국문학자는 어떻게 보고 있는가? 그들에게 이런 것을 국민에게 알려서 국어를 바로잡아 달라고 해도 별 반응이 없이 방관만 하고 있다.

우리나라의 어느 부분을 떼어 보든지 잘못된 점을 쉽게 발견할 수 있다. 문제는 우리나라 지도층 60대 심지어 70대까지도 대부분 일제 식민지 교육이나 서양 교육을 받았을 뿐 우리나라에 대한 교육을 제대로 받은 적이 없다는 데에 있다. 이런 일이 생긴 원인은 해방 후에 미군정이 친일파를 등용하여 행정을 맡기고 그 후 이승만 대통령도 정권 유지를 위해서 개인적으로는 반일주의자이면서도 친일파를 등용하고 친일파 민족반역자를 처단하는 반민특위는 공산주의자가 들어있다는 구실을 들어 해산시켜 버렸다. 그리하여 민족정기가 완전히 말살되어버리고 친일파, 민족 반역자를 규탄하기만 하면 빨갱이로 몰아붙이는 풍토가 지속되어 오늘과 같은 사회가 됐다고 할 수 있다. 우리나라는 이처럼 뿌리부터 썩었다고 볼 수도 있으나 한편으로 건강한 뿌리가 소생하는 조짐이 보이는 것도 사실이다.

요사이 지도층에 있는 사람 중에도 지금 일시적으로 중병에 걸려 있는 사람을 보고 본래 우리의 국민성이 그렇다고 생각하는 사람이 있는데 사실은 정반대라는 것을 알려 줄 필요가 있다. 다니다 보면 우리가 잘못된 것을 방관하지 않고 그때그때 그 상황과 상대방의 상황에 따라 교육을 하면 우리나라 사람같이 교육하기 쉬운 국민도 없다는 것을 경험하게 된다. 우리사회 병리 현상의 근본적인 해결은 우리의 뿌리인 우리의 전통을 발굴해서 현대에 맞게 사는 길뿐이다. 홍익인간보다 더 큰 이념이 인류 역사에 어디 있는가? 노동운동 역시 회사를 잘 되게 하고 좋은 물건을 값싸게 만드는 운동을 일으키는 것이 바른 운동이 아니겠는가. 자신들의 마음대로 안 된다고 인생이나 국가 위기를 외면하는 것이 빨리 전화를 끊으라고 하자 사람을 죽이는 것과 다른 점이 무엇이겠는가? 민족정기를 바로 세우고 나라와 민족, 이웃과 가족을 사랑하며 전통을 존중하고 가정·사회·직장에 모범이 되는 행동이나 태도를 보여주는 '어른'이 되어야 한다.

사치와 낭비

몇 해 전에 있었던 일이다. 이름난 50대 의사가 수억의 부도를 내서 잠시 구속된 일이 있다. 이분은 의과대학 교수를 역임했고 환자들도 많아 병원이 잘되고 있었다. 평소 검소하고 별로 돈을 낭비하거나 다른 사업에 손을 대지도 않았었다. 무슨 일로 그러한 거액의 부도 수표를 냈는지 금방 납득이 가지 않았다. 그 후 들려오는 소식으로는 부인과 딸들이 사치를 해서 그렇게 됐다는 얘기였다. 남의 좋지 않은 얘기라 캐묻지 않아서 자세히는 모르겠으나 부인이 당시에 수백만 원짜리 정원수를 일본에서 수입해서 심고 있다느니 딸들의 옷과 구두가 하도 많아서 옷장 속에서 썩고 있다느니 했었다. 어떤 친한 사람은 아들이 장가가면 주려고 새로 지은 집을 그 의사에게 보증을 섰기 때문에 그 집도 없어지고 아들에게 물려줄 유산도 날아가 버렸다고 한다. 이러한 일들은 재벌 아니 부유층 일부에서는 드문 경우가 아닐 것이라고 짐작이 된다.

사치와 낭비는 어느 시대 어느 사회에나 있는 일이고 옛날에도 주기적으로 이러한 풍조가 생겨서 위정자가 특별한 조치를 취했다는 기록이 있다.

그러나 우리나라는 옛날부터 사치와 낭비를 악덕으로 보아 왔고 죄짓는 행위로 여겨 왔다. 심지어 어린이들에게는 물욕을 자극한다고 장성할 때까지 돈을 보여 주지 않은 일도 있다. 더구나 광복 직전에는 왜놈들이 무모한 전쟁을 하느라고 물자가 극도로 궁핍해서 사치나 낭비란 생각도 못했다. 광복 후에는 국내의 생산력이 거의 없어 일본인들이 비축해 두었던 전쟁 물자와 군수품, 미국의 구호 물자자고작이었다. 6·25전쟁 직전에는 장관의 생활이나 일반 서민의 생활이 별 차이가 없어 모두가 검소하고 한국의 경제가 가장 안정된 상태에 있다는 평을 미국으로부터 들었었다.

한국 사회의 사치와 낭비는 6·25전쟁에서 시작된 게 분명하다. 장래에 대한 불안으로 확실한 계획을 세울 수 없고 인플레이션이 심하니 저축을 해도 화폐가치가 떨어지기 때문에 사치와 낭비가 퍼져가기 시작했다. 또 공짜로 생기는 돈과 특혜 이 두 가지도 이런 풍조에 한몫했다. 크게 보면 부정과 부패로 인해 큰 노력이 없이 돈을 번 많은 사람들이 과거 돈에 굶주렸던 사람들로 과거의 열등감을 보상받기 위해서 자기를 과시해야 되는 데에서 발단했다고 볼 수 있다.

십수 년 전 일이다. 지방에 갔다가 서울로 돌아오는 길에 바로 옆자리에 어떤 50대 후반의 백인 신사가 앉아 있었다. 나는 이 사람이 당시 10년 전에 독일에서 우리나라로 귀화한 그 사람이라는 직감이 들었다. 나는 그의 사위를 만났던 기억을 더듬어 그 사위의 이름을 대면서 아무개를 아느냐고 물으니 그는 바로 자기의 사위라고 한다. 그래서 나는 실례를 무릅쓰고 왜 당신은 한국에 귀화했느냐고 물으니 그는 좀처럼 대답을 않고 자기는 '서양, 서양 사람이 싫다. 독일, 독일인이 싫다'고 했고, '한국은 인간적이다. 한국의 가난한 사람들은 행복하지만 독일의 가난한 사람은 비참하다. 한국의 부자는 대단히 나쁘다. 독일의 부자는 연구와 노력으로 부자가 되는데 한국의 부자는 연구도 노력도 없이 부자가 된다'고 한국의 부자를 좋지 않게 생각하고 있었다. 물론 연구와 노력으로 부자가 된 사람도 많겠지만 기본적으로 사치와 낭비를 싫어한다.

사치와 낭비는 이러한 부정부패와 특혜와 관련이 있고 열등감을 보상하기 위한 과시욕과도 밀접한 관계가 있다. 지난 해 국제학회에 참석하고 미국을 둘러보고 또 그 전 해에 유럽과 미국에 들렀을 때에 미국에 있는 제자나 친구들 말이 한국 의사는 처음에는 자동차를 가지고 경쟁을 하고 다음에는 집을 가지고 경쟁을 하고 다음에는 가구를 가지고 경쟁을 한다면서 이것이 한국의 풍조를 그대로 옮겨온 것이라고 했다.

파리에서는 30년 전에도 검소하다는 것을 느꼈지만 이번에는 더욱 놀랐다. 파리대학 의과대학교 한 건물에 있는 화장실의 수도는 꼭지를 누르면 겨우 손을 씻을 만큼 물이 나오고 자동적으로 잠겨서 물이 안 나온다. 모 퇴역 장군 집에 갔더니 낡은 집에 우리나라에서는 아주 가난한 집에서나 볼 수 있는 수십 년 묵은 전기줄에다 갓도 없는 전구를 박아 놓고 있었다. 화가들을 위해서 정부에서 지어 준 아파트에서 기거했을 때였다. 복도에 채광이 되지 않아 깜깜한데 사람들은 자기가 지나갈 때만 불을 켜고 곧 또 끄고 각자의 방으로 들어가게 되어 있었다. 뿐만 아니라 전등의 촉수는 5촉 정도로 겨우 문이나 아파트 번호가 보일 정도이고 아파트 안에 들어가도 계단을 사용한 뒤에는 꼭 전등을 껐으며 방 가운데 천장에는 전등이 없고 스탠드뿐이고 방을 떠날 때는 꼭 전등을 끄고 있었다. 왜 이렇게 전기를 절약하는가. 그 곳에 있는 제자에게 물었더니 파리는 오일쇼크 후에 에너지 절약을 해서 20퍼센트인가 30퍼센트를 절약해서 파리시 전체로 보면 막대한 경비를 절약할 수 있었다고 한다.

우리나라의 사치와 낭비는 6·25전쟁 이후의 사회 기강의 해이에 근본 원인이 있고 열등감으로 인한 과시 경쟁욕, 전통을 무시하는 경향, 여자들이나 아이들을 통제하는 가장의 힘이 약화되고, 한때 어떤 장관이 무식하게도 소비가 미덕이란 소리를 한 데서 볼 수 있듯이 앞뒤를 볼 줄 모르는 정책에도 원인이 있다. 요는 사치와 낭비는 정신이 건강하지 않다는 증세다.

말과 생각

여러 해 전에 모 일간지의 특파원이 프랑스의 저명한 문명 비판가이며 문화상을 지낸 바 있는 인사를 인터뷰한 기사를 읽은 적이 있다. 이 사람은 인류가 멸망할 수 있는 네 가지 요인 중의 하나로서 인류가 미쳐서 멸망할 가능성을 말하고 있다.

지금 인류는 달에도 다녀오고 인공적으로 물질을 만들어 내고, 최근에는 유전공학이 발달해서 동물이나 식물, 인간까지 원하는 대로 만들어 낼 수 있을 정도로 과학이 발달했다. 그러나 반대로 인간의 정신적 인격의 질, 정신 건강의 정도, 인생을 사는 수준이 자꾸만 떨어지고 있다. 새로운 세대일수록 그 정도가 심하다. 폭행, 강간, 이혼, 미혼모, 청소년의 마약 중독, 어린이의 정신장애 등이 날로 증가하고 있으며, 이러한 경향은 우리나라에서 점점 확대되어 가고 있는 추세다.

과거 우리의 전통은 어머니 뱃속에서부터 태교가 시작되고 젖먹이 때부터 늙어 죽을 때까지 올바른 사람이 되는 것이 인생의 최고 목표였는데, 요사이는 공부도 돈과 출세를 위한 수단에 지나지 않고, 올바른 인간상을 말하는 자체가 정신이상이요, 이상한 인간처럼 보이는 세상이 되었다. 아마 이러한 병폐를 인식한 결과가 며칠 전에 문교부에서 발표한 '건강을 교육의 목표로 삼는다'는 구호가 아닌가 싶다.

이렇게 정신이 건강하지 않은 것은 정신병이나 노이로제의 증상으로 나타나는 것 외에 일상생활에 있어서 사업의 운영, 직장, 가정생활의 졸렬(拙劣)성으로 나타나고 부실 공사, 불량품 생산, 낭비와 고장, 각종 사고 등등으로 나타난다. 석가모니의 깨달음의 핵심은 불취외상(不取外相) 자심반조(自心返照)인데 머리로써 이해하기는 쉽지만 몸으로 느끼고 실천하기가 여간 어려운 것이 아니다. 자기가 보고 있는 자신이나 타인, 세계가 자신이 깨닫지 못한 가운데 자신의 마음을 투사한 것이라는 거다. 자기 마음을 깨닫고 생각이 없는 상태라야만 자기나 타인, 세계, 세상이 있는 그대로의 모습을 드러낸다. 불교에서 말하는 중생은 서양의 정신분석에서 말하는 노이로제[神經症]에 해당한다. 노이로제 환자를 치료하다 보면, 환자가 자기는 아무것도 않고 가만히 있으면서 모든 것을 남이 알아서 다 해 주기를 바라고 보살펴 주기를 바라며, 잘못된 것은 죄다 타인이나 상대편의 잘못이라고 생각하고 있음을 알 수 있다. 깨닫는 순간은 부처인데 그것이 오래가지 못하고 금방 옛 버릇에 휘말린다. 깨달은 순간에는 세계가 바로 보인다. 이때 보이는 것이 실상이다. 도를 닦는 목표가 망상을 없애는 것이고 말과 생각을 여의는 것[離言絶慮]에 있는 만큼 이러한 경지에 도달하려면 자기 마음속에 도사리고 있는 남이 해 주기를 바라는 마음이 없어야 한다.

여러 해 전 일이다. 정신분석을 하겠다고 외국의 정신분석연구소에 입학한 제자가 출국을 앞두고 현지에서 출신 학교의 총장 추천장을 보내라는 국제 전보가 왔는데 2~3일 내로 보내야 한다고 걱정을 하고 있었다. 어떻게 된거냐고 물으니 모교에 가서 학장의 추천을 받아 지금은 총장실에 올라가서 추천장이 나왔을 거라고 크게 걱정하는 바가 없다. 나는 우리의 행정 과정상 오류가 종종 있음을 알려 주면서 특히 관공서나 국립 학교에서는 사람 하나 거칠 때마다 그 절차를 확인하지 않으면 어느 한 곳에 머물러 부지한 세월이니 빨리 내려가서 서류가 어디에 가 있는가 확인을 하라고 했더니 내 말을 곧이듣지 않고 학장이 도장 찍고 총장실로 올라갔으니 틀림없다고 하면서 내가 공연한 염려를 하는 것으로 생각을 한다. 아무튼 안 가보면 어떻게 될지 모르니 내려가서 확인하라고 했다. 그러나 그는 가보고 와서, 총장실에 갔다가 다시 의과대학 서무과에 와서 오도가도 않고 있어 추천장을 다시 해서 받아 왔다는 것이다.

얼마 전에는 책을 만드는 일에 조언을 한 일이 있다. 책을 만드는 데 있어서는 교정이 매우 중요하다. 다른 모든 일과 마찬가지로 조판 인쇄 한 과정 한 과정을 확인치 않으면 교정을 해 주어도 식자공이 고치지 않아 실수하는 경우가 있다. 이런 점을 주지시키면서 거듭 말을 해서 어느 정도 교정이 되었으나 책이 나온다는 시일이 지났는데도 책이 나오지 않아 알아보니 다음 날 나온다고 한다. 다음 날이 되어도 안 나와 편집자에게 전화를 해서 공장에 가 보라고 했더니 조치를 하겠다고 했다.

편집위원이 모여서 출판사에 가서 알아보았는데 내일 나온다고 마치 모든 일이 다 되었다고 책임을 다한 것 같이 말을 한다. 내가 말한 의도는 직접 인쇄 공장이나 제본소에 가서 확인을 하자는 뜻이었다. 그런데 내 말을 알아 듣지 못한 것인지, 현장을 확인하지 않았으며 출판사에서 약속한 것은 그 순간을 넘기려는 임시방편의 거짓말이라는 것이 드러났다.

또 여러 해 전에 1박 2일로 오십 명이 모여 세미나를 하기로 했는데 계획을 짜는 후배 교수가, 지방에 있는 사람을 연사로 모신다기에 나는 꼭 편지도 하고 전화도 걸어서 틀림없이 참석을 하도록 해야 한다고 일러 주었다. 그래도 알 수 없으니 만약에 그 사람이 오지 못할 때 대신 그 주제에 대해서 발표할 사람을 정해 두어야 한다고 전했다. 그리고 사용하는 기계는 바로 그 장소에서 미리 시험을 해 봐야 한다고 말을 해도 젊은 교수들은 나이 많은 사람의 잔소리로, 또는 쓸데없는 노파심으로 생각하는 것 같아서 나 자신이 내가 할 강연 이외의 지방에서 올 사람의 주제까지 준비를 하였다. 또한 참가자들에게 녹음을 들려주어야 하는데, 행여나 레코드 원판을 내가 가지고 있는 것을 모 교수가 테이프로 옮겨 왔는데 그날 사용할 테이프 레코더의 속도와 녹음에 사용한 테이프 레코더의 속도가 맞지 않을까봐 원판과 테이프 레코더를 준비해 가지고 갔다. 그런데 지방에서 온다는 사람이 비행기가 뜨지 않아 못 온다는 연락이 왔다. 나의 기우가 현실로 나타난 것이다. 다행히도 내가 미리 강연을 준비했기에 무사히 넘길 수 있었다. 그런데 이튿날 테이프를 틀어 보니 마치 우주 영화에 나오는 우주인 말처럼 도무지 알아들을 수 없는 소리가 나올 뿐이다. 녹음한 기계와 재생하는 기계의 속도가 맞지 않았기 때문이다.

이런 일을 우리는 뜻하지 않게 경험하게 된다. 이런 일들이 처음부터 그렇게 되리라는 것은 아니지만 예상은 할 수 있다. 단지 사람들이 미리 읽어 내지 못하는 것은 욕망에 사로잡혀 있기 때문이다. 즉 돈에 관심이 있으면 사람을 보더라도 돈 버는 데 도움이 되나 안 되나, 출세를 하고 싶으면 출세에 도움이 되나 안 되나, 자신의 욕망 충족의 대상으로만 보기 때문에 나의 욕구 충족과 관계없이 자기대로 존재하는 상대편의 있는 그대로의 전체적인 인간이 눈에 들어오지 않는다. 그렇기 때문에 같은 사람도 자기 요구를 충족시켜 주면 좋은 사람이라고 찬양하고 그렇지 않으면 욕을 하는 현상이 생긴다. 욕구 충족의 대상으로 보는 것이 유위(有爲)고 그것을 떠나는 것이 무위(無爲)다. 바둑으로 비유하면 한 점 돌을 먹으려는 단수(單手)밖에 모르는 것이다. 정신이 건강하고 인격이 성숙할수록 수가 높아지고 부처의 경지에서는 무궁무진한 수가 나온다고 할 수 있다. 말이나 생각이라는 것은 실상을 흐리는 욕망에서 나오기 때문이다.

약과 의사와 병

언젠가 모 의과대학 안에서 결핵을 전문으로 하는 내과 교수를 만났더니 "이 선생! 우리 병원 결핵환자들 정신 치료를 좀 해 주시오!" 한다. 왜 그러냐고 물으니 말을 잘 안 듣고 말썽을 부리고 약을 잘 안 먹는 환자들이 있다는 것이다.

병에 걸리면 의사에게 진찰을 받아서 약을 먹거나 수술을 받거나 치료를 받는 것이 상식이다. 그런데도 불구하고 간혹 약 복용을 거부하는 환자가 있다. 일종의 노이로제이다. 이런 환자들은 부작용이 나서 몸을 해치거나 다른 병이 생길까봐 두려워한다.

지금은 의료보험 혜택이 널리 확대되어 병원을 찾는 환자수가 늘어났지만 과거에는 병원에 가고 싶어도 가지 못하고 약을 지어 먹고 싶어도 그럴 수가 없었다. 약 30년 전에 서울의 모 의과대학에 있다가 지방의대에 잠깐 근무한 적이 있었다. 그곳은 서울보다 치료비 부담이 사분의 일 정도밖에 되지 않았으며, 시골서 대학 병원까지 오는 버스비와 명목상의 진찰비를 빼놓고는 약값이 싼 데도 돈이 없어서 약을 가지고 가지 못하는 환자들이 있었다.

이렇게 돈이 없어서 병원에 가고 싶어도 갈 수 없는 환자가 많은 반면 크게 필요도 없는데 병원에 가기를 좋아하고 약 먹기를 좋아하는 사람들이 있다. 전에 군의관으로 있던 제자가 와서 하는 얘기가 자기 부대의 장성 중에 약 한 뭉치를 입에 털어 넣는 사람이 있다는 것이다. 이런 사람들은 어린 시절 병이 나서 약을 먹고 싶어도 돈이 없어서 못먹었거나, 또는 약을 지나치게 믿고 건강에 대한 지나친 염려를 하는 일종의 노이로제 환자라고 볼 수 있다.

어떤 사람들은 주사 맞기를 좋아한다. 옛날에 포도당이니 칼슘 주사가 한참 유행하던 때가 있었다. 사실 특별한 경우를 빼놓고는 맞으나 마나한 주사를 열심히 맞고 있는 것도 약에 의존하는 경향이 심한 노이로제 현상이다. 일 년에 몇 번씩은 꼭 보약을 지어다 먹는 사람들도 상당히 많다. 보약이란 것이 간혹 먹으면 어느 정도 효과를 본다. 왜냐하면 약효 외에도 보약을 먹을 때에는 여러 가지 가리는 것이 많기 때문이다. 술 먹어도 안 되고 담배 피워도 안 된다는 등등. 이런 섭생을 잘 지키면 보약을 먹지 않아도 건강이 좋아질 것이 뻔한 일이 아닌가.

감기만 걸려도 항생제를 먹는 사람들이 있다. 이런 사람들은 정작 큰 병이 걸렸을 때에 약 효과를 보지 못할 가능성이 있다. 감기가 걸렸으면 우선 바람을 쏘지 말고 몸을 따뜻하게 하고 항생제가 아닌 감기약을 먹고, 비타민 C와 B를 복용하고, 더운 물이나 국물을 마시고 휴식을 취하거나 잠을 많이 자는 것이 제일 좋은 방법이다. 감기가 오려고 할 때는 술을 마시고 푹 자도 좋지만 좀 지나서 술을 마시면 오히려 악화된다. 종종 술을 마시고 찬바람을 쏘이고 병이 낫는데 정작 필요한 섭생을 하지 않는다. 그러면서 온갖 약으로 고치려고 한다. 이런 행동은 자기 나라를 스스로 다스리지 않고 남의 나라에 신탁통치를 받는 것과 같은 이치이다.

자기 몸이나 마음을 관찰해서 조리하면 건강이 날로 좋아질 것이고 심신이 상쾌해질 것이다. 이렇게 하는 사람은 자기의 몸과 마음의 사정을 샅샅이 알 뿐만 아니라 언제 병원에 가고 언제 약을 먹어야 되는지를 안다.

정신과 환자 중에는 잠이 안 올까봐서 약 줄이기를 겁내는 사람이 있는가 하면 어떤 사람은 될 수 있는 대로 약을 먹지 않으려고 한다. 전자의 경우에는 재발을 지나치게 염려해서이고, 후자의 경우는 역시 공짜를 바라는 마음이 강해서이다.

모 의과대학 4학년에 재학 중인 학생이 있다. 이 학생은 1학년 2학기에 발병해서 그 학교의 교수에게 치료를 받았는데 꾸준히 치료를 받고 약을 먹어야 되는 데도 약도 안 먹고 치료도 받지 않아 재발하여 내게 오게 되었다. 내게로 와서도 두 번이나 재발했었다. 처음에는 입원했다가 점차 좋아져서 퇴원했는데 퇴원 후 약도 먹지 않고 정신치료도 받지 않아 다시 병이 재발하여 입원하게 된 것이다.

그 후에도 열심히 치료받고 약을 먹어 완치되는가 싶더니 병원에도 오지 않고 음식도 안 먹고 피골이 상접된 상태에 이르렀다. 결국 하숙집 주인이 부모에게 연락해 또 다시 입원 치료하여 지금도 일주일에 한 번씩 치료를 받으면서 꼬박꼬박 약을 먹고 있다.

약을 안 먹으려는 환자에게는 약이 필요한가 필요없는가는 자기가 알 수 있다. 건강한 사람이 약을 먹으면 아무 것도 못한다. 때문에 할 수 없이 약을 먹지 건강한 사람이 약을 먹는 것은 오히려 해가 된다. 걸음을 많이 걷는 경우, 봄과 초여름에 비타민 B를 복용하는 것은 생활의 지혜다. 요점은 스스로 심신을 단련해서 병을 예방하거나 섭생은 해야 하는데 병원이나 약에 지나치게 의존하거나 또는 치료나 약이 필요한데도 불구하고 거절하는 것은 다 병적인 의존심 즉 노이로제 현상이라는 것이다.

2장

한국인의
가정생활

부부 사이 어떻습니까

얼마 전에 텔레비전에서 신춘 기획으로 '부부 사이 어떻습니까'라는 주제로 밤 11시부터 새벽 1시 넘어까지 전문가들과 각 연령층의 부부, 이혼했다가 다시 사는 부부, 상처한 사람, 그리고 미혼녀들이 토론하는 것을 본 일이 있다. 사회자나 다른 참석자들이 토론 중에 충격을 받으면서도 만족스러운 듯 보였던 점은, 남녀는 서로가 이해하기가 어렵다든지, 결혼 생활이란 쉬운 일이 아니라는 데 일치한 듯한 느낌을 시청자에게 주었다는 것이다.

어떤 정신과 교수는 비유로, 남자와 여자는 호르몬이 다르기 때문에 서로 이해하기 어렵다고 했다. 그런데 남자에게도 여성 호르몬이 조금 있고, 여자에게도 남성 호르몬이 조금 있어, 남녀는 호르몬이 있는 만큼은 서로 이해할 수 있으나 그 이상은 이해할 수 없다고 말했다. 그러자 함께 출연한 문화인류학 교수는 동물은 근친끼리 결혼을 하는데 사람은 언제부터인지 근친 결혼이 금지되어 서로 유전인자도 다르고, 자라난 환경도 다른 두 사람이 만나서 평생을 같이 사니 서로 뜻을 맞추어 살기가 어렵다고 얘기하였다. 어떤 노인이 말하기를 배를 탈 때에는 기도를 한 번 하고 전쟁터에 나갈 때에는 기도를 두 번 하고 결혼을 할 때에는 기도를 세 번 한다는 서양 속담이 있다고 한다. 몇 해 전에 상처를 했다는 나이 60전후의 한 시인은, 결혼이란 하느님이 인간에게 내린 최고의 형벌이라는 발언을 해서 사회자를 비롯하여 참석자들 모두에게 충격을 주기도 했다.

동양의 유교에서도 부부유별(夫婦有別)을 강조했는데 근년에 서양, 특히 미국에서 가족 치료와 가족 연구의 결과 밝혀진 것들이 그와 많은 일치점을 보여 주고 있다. 그 중의 하나가 이 부부유별과 부부 관계가 어떤 의미를 지니고 있는가에 대한 것이다. 서양 사람들의 현대적인 연구 결과가 유교에서 가르치던 것과 일치하는 점이 많은 것을 보면 이것은 어떤 이론이 아니라 현실이 그렇기 때문이라는 것을 알수 있다. 가족 치료의 연구 결과는 부모가 처음 만났을 때 그 관계의 잘못이 고쳐지지 않아 결국 자녀에게까지 영향을 주어 여러 해 뒤에 문제아로서 나타난다는 것이다. 그리고 이러한 잘못된 관계는 부부가 서로 열등감을 가지고 있다가 연애 중에는 그런 것을 상대방에게 보이지 않고 오히려 그와 반대로 보이게 하면서 속으로는 상대방이 자기의 모든 결함과 소망을 충족시켜 줄 것이라고 기대를 하는 데서 온다. 서로가 속으로는 자신이 무력하고 열등하다고 느끼면서도 상대방에게는 반대로 전능(全能)하게 보이도록 노력한다. 이렇게 해서 막상 결혼을 하고 매일같이 한집에서 살다 보면 전에는 보이지 않던 결점들이 눈에 띄게 되고, 기대했던 바는 하나도 충족되지 않음을 발견하게 된다. 그러니까 환멸과 좌절에 빠져들게 되고, 배우자 노릇은 제대로 하지 않고 자녀들에게만 열중하게 된다. 자녀들은 부모의 갈등에 어느 편도 들 수 없어 갈등에 빠져 노이로제나 정신병에 걸린다.

『주역(周易)』에서 말하는, 모든 대인 관계는 삼강(三綱)이 근본이고 모든 일이 삼강에서 파생된다고 하는 점도 이와 일치한다. 가족 치료의 결과 열등감이 있으면 타인을 자기의 연장으로 본다고 밝혀졌다. 남편이나 자녀, 부인이나 자녀가 자신과 별개의 육체나 인격을 가진 독립된 인간이라는 것을 인정치 않는다. 자신이 좋으면 상대방도 좋아해야 한다고 생각하고, 나는 맛이 있는데 상대편이 맛이 없다고 하면 자신을 사랑하지 않는 것으로 오해를 한다.

삼십대 초의 부인이 나를 찾은 일이 있다. 그 부인은 결혼한 지 십년이 되는데, 아기가 없고 남편이 자기를 사랑하지 않으니까 이혼할 생각이라면서 혹시 자기 생각이 잘못된 것인지도 모르니 이혼하기 전에 정신분석을 받아서 확실히 하고 싶어서 왔다고 했다. 첫 번째 면담을 하고 다음번에 와서는 꿈 얘기를 했다. 꿈에서 남편과 자고 있는데 누가 밖에서 불러 나가보니 친정어머니와 친정 식구들이 점심 먹으로 가자고 하더란다. 그와 동시에 방에서는 남편이 자신을 부르더라는 내용이었다. 환자가 이 꿈에 대해서 얘기하는 동안 내가 느낀 것은, 환자 자신은 처음 남편을 만났을 때 사랑하지도 않은 채 친정어머니의 의사로 결혼을 하게 되었는데 남편은 자기를 사랑하지만 친정어머니가 남편을 의심케 하고 사이를 나쁘게 만든다고 느끼고 있던 것이었다. 열 두어 번 치료하고 환자가 그만 와도 괜찮을 것 같다고 하면서 미국 여자가 쓴 『가족치료』란 책의 내용이 자기 얘기와 똑같다며 내게서 책을 빌려가기도 하였다. 얼마 전에 전화를 해 보니 남편도 고맙다고 하고 본인도 즐겁게 지내고 있다며 고마워했다. 이 부인의 친정어머니는 삼십여 년 전에 여섯 달쯤 치료를 받았으나 자기 욕심만 채우려 하고 자기를 돌아보는 의지가 약해 좋은 성과를 보지 못했다. 또 미국에 있는 큰아들과, 자살 기도를 했던 딸은 좋은 치료 성과를 거두었으나, 둘째 아들은 어머니와 밀착이 되어 제대로 치료도 받지 못한 채 결혼을 했다가 이혼하여 어머니와 같이 사업을 하고 있다.

어떤 부인은 시어머니와 시집 식구, 남편에 대한 불만으로 가득차 있다가 아들 문제를 계기로 – 어머니 자신 때문에 아들이 그렇게 된 점이 크니까 어머니도 치료를 받아야 된다는 나의 권유에 – 정신 치료를 받게 되었다. 치료를 받고 보니 자기 문제가 90퍼센트였다는 것을 알았다. 자신이 스스로 문제를 만들고, 남편이 자기를 사랑해도 자신의 열등감 때문에 꿈같은 이상적인 남편상을 설정해 놓고, 남편이 거기에 맞지 않는다고 남편의 사랑을 스스로가 받지 않았다고 토로했다. 이것은 부인들에게서 흔히 볼 수 있는 현상이다. 가장 알기 쉬운 것으로 남편이 간단한 선물을 사왔을 때의 태도이다. 그까짓 것 하고 팽개쳐 버리면 문제가 있는 것이다. 비뚤어지지 않고 건강한 사람은 그 성의를 소중히 여기는데, 자존심이 약한 사람은 오히려 자기를 업신여긴다고 생각을 한다. 이러한 부인의 남편은 흔히 신이 한 짝 없는 꿈을 되풀이하여 꾼다. 아내가 없다는 진실을 알려주는 꿈이다. 그런데 오히려 부인은 스스로가 남편을 인정치 않으면서 남편이 없다고 느낀다. 남편이란 존재를 아예 무시해 버리고서는 남편이 없다고 한탄하는 셈이다.

우리나라에도 세 가지 번역서가 나와 있는 미국의 모건 여사가 쓴 『완전한 여성』이란 책이 미국에서 베스트셀러가 되고 강습회도 많이 열려서 천오백만 불의 돈을 벌었다는 기사가 『타임지』의 커버스토리로 난 것을 보았는데, 자기가 남편에게서 받고 싶은 것을 남편에게 해 주었더니 몇 배로 되돌아오더라는 것을 그 부인은 발견한 것이다.

부부 사이란, 남녀가 서로 다르다는 것을 인정하고, 남자는 남성적인 방법으로 여자는 여성적인 방법으로 해결하여야 원만한 부부 생활이 이루어질 수가 있다.

외도의 심리

6·25전쟁 때 지방에 피난을 가 있을 때 일이다. 그 곳의 의과대학의 교수로 있던 후배가 소개한 30대 후반의 부인이 진찰을 받으러 왔다. 머리가 아프다고 이마를 동여매고 온 것이 자못 히스테리 환자들에게 흔히 볼 수 있는 인상을 주었다. 키는 작은 편이나 살결이 희고 고우며 용모가 단정한 편이고 약간 뻣뻣한 태도가 풍기고, 자기주장만 내세우고 남의 말에 귀를 잘 기울이는 편은 아닌 인상을 주었다.

얘기를 들어 보니 머리가 아픈 지가 오래고 가슴이 두근거리고 입맛도 없고 소화도 잘 안 된다는 증세를 호소한 것으로 기억한다. 여러 병원을 다녀도 별 진전이 없고 점점 더 심해진다는 것이다. 오래 전 일이라 증세가 어떻게 시작해서 어떻게 악화되었는지에 대한 자세한 내용은 지금 생각이 나지 않는다.

어려서 어떻게 자랐는가 기타 상세한 얘기는 지금 기록이 없어 여기에 적을 수가 없으나 남편은 초등학교밖에 나오지 않았으며 가문은 좋으나 가난했고, 반면 부인은 여학교를 나오고 집안은 남편의 가문보다 못하나 부유했다. 남편의 집안이 좋다고 부모가 결혼을 시켰다는 것이다. 이 부인은 처음부터 억울한 결혼을 했다는 생각을 가지고 있었으며 인물도 자기가 낫고 남편의 집이 양반 가문이고 집안이 좋다는 조건을 빼놓고는 모든 조건이 자기편이 낫다는 태도다. 퍽 지기를 싫어하는 성격이 말하는 태도에 역력히 드러났다.

결혼을 하고 나서 부인의 친정에서 돈을 대어 주어 장사를 해서 지금은 부자가 되었으며 빌린 돈도 갚았으나 남편이 오늘과 같이 부자가 되고 성공한 것은 자기와 자기 친정의 덕분이라는 것을 내비쳤다. 얘기를 하는 동안에 밝혀진 것은 이 부인이 두통과 기타의 증세로 고통을 받고 있는 원인이 남편이 첩을 두거나 외도를 하는 것을 막지 못했기 때문이라는 점이었다.

남편이 장사를 해서 형편이 좋아지자 기생집에 출입하면서 부인에게 하는 말이 "여보, 오늘 기생집에 놀러 갔더니 기생이 서비스를 잘 하더라"면서 "당신도 내게 그렇게 해보라"는 것이다. 자기는 자존심 때문에 기생같이 할 수 없다면서 남들은 내가 남편을 위해서 잘 한다고 하면서 이것도 남편을 위하기보다 자신의 자존심, 체면 때문에 잘하는 것이지 진심으로 남편을 사랑하고 존경해서가 아니라 자신을 위해서, 부부 사이가 좋은 것처럼 보이게 하기 위해서였다. 남편은 결혼 초부터 부인이 자기를 마음으로부터 받들고 있지 않고 자기를 좀 깔보고 있다는 것을 느끼고 있었기 때문에 태도를 고치라는 일종의 경고를 한 셈이었다. 남편이 부인을 사랑하려고 그 방법을 부인에게 가르쳐 주어도 부인은 이를 외면하고 남편을 깔보고 있었던 것이다.

처음에는 이렇게 시작된 것이 차차 횟수가 지남에 따라서 부인이 태도를 고치지 않기 때문에 외도를 하고 외박을 하고, 그렇게 해도 부인의 태도가 고쳐지지 않으니까 몇 년 뒤에는 첩을 두고는 꼭 자기가 알게 한다는 것이 부인의 얘기다. 남편도 오라고 해서 만나 보았는데 남편은 고집을 부리는 편이 아니나 환자인 부인은 자존심이 강하고 조금도 양보나 반성의 기색을 보이지 않는 성격이었다. 머리도 똑똑한 편이나 스스로 반성해서 고치려는 힘이 약하고 정신 치료를 해서 자기 성격이나 마음을 고치려는 생각도 없고, 좋은 약으로써 병을 고치려고 한다. 남편과의 관계와 마찬가지로 의사에 대해서도 자기를 송두리째 솔직하게 드러내기 보다는 자기 자존심, 체면, 자기 생각대로 몰아가려는 태도를 보였었다. 이 부인은 약으로 병을 고치든지 아니면, 자기 자신의 태도는 바꾸지 않고 남편만 고쳐 주기를 바랬던 것이다. 몇 번 병원을 다니다가 어느 것도 자기 마음대로 될 것 같지 않기 때문에 그만 둔 것이 아닌가 생각된다. 그러나 어느 정도의 반성은 되었으리라고 믿는다. 이 부부는 서로 자기에게 굴복하라는 투쟁을 하고 있는 셈이다. 남편은 외박, 외도, 축첩으로써 부인은 노이로제 증세로써, 이 부부의 경우 부인이 남편을 진정으로 사랑한다면 문제가 해결되지만 그렇지 않으면 이 투쟁은 계속된다.

흔히들 비행소년이나 외도나 축첩을 하는 사람을 비난하지만 그런 사람들이 지나온 일생, 현재의 가정, 부모, 부부간의 관계를 보면 본인의 성격이 근본적으로 잘못되어 있는 경우도 있지만 부모나 배우자에게 잘못이 있다는 것을 발견할 수가 있다. 남이 보는 앞에서는 남편에게 잘 해 주는 것같이 보이면서 내심 마지못해 자기 체면상 한다는 경우, 늘 불만에 차서 반성을 촉구해도 태도를 고치지 않으면 행동으로 나오는 것이 외도나 축첩이다. 만약에 외도나 축첩을 못하면 밤낮 부부 싸움을 하든지 정신병이나 노이로제에 걸린다. 어른이나 아이나 집에서 식구들이 자기를 인정하고 따뜻하게 맞아 주지 않으면 집이 집 같지 않게 느껴지고 집에 들어오기가 싫어지고 아이들이나 어른들은 비행(非行)으로 흐르게 된다. 소년비행이나 어른들의 외도나 축첩 탈선은 일시적인 가출(家出)이라고 생각하면 이해가 잘 된다.

환자들을 정신 치료해 보면 모든 인간은 따뜻한 어머니 가슴에 포근히 안기고 싶어하는 마음이 있다는 것을 알 수 있다. 이 마음이 채워지지 않으면 어른이나 아이나 바람을 피우게 되고 바람을 피우지 못하면 정신병이나 노이로제 등 여러가지 병이 발생한다.

배우자의 선택

어떤 후배 정신과 의사가 내게 환자를 보내온 일이 있다. 환자는 여의사로 의부증이 심한 것 같다는 얘기다. 환자는 남편과 같이 왔는데 계속해서 남편이 다른 여자와 관계하고 있다는 말만 늘어놓았다.

두 사람은 초등학교 동창생이고 대학을 다니면서 교제를 하다가 부모의 반대를 무릅쓰고 결혼을 했다. 환자의 친정은 원래 부유하게 살았지만 시집은 잘살지 못해 남편은 고학을 하여 일류 대학을 졸업하고 대학 교수로 있다가 현재는 사업을 하는데 부진한 상태이다.

환자는 대학을 다닐 때, 집안의 사업이 실패하는 바람에 친척 집에서 동생과 함께 자취 생활을 해야만 했다. 그 후 고향의 도청 소재지에서 병원을 개업해서 많은 돈을 벌었으나, 심한 환자 유치 경쟁으로 인근 병원들의 미움을 사게 되었다. 지금은 서울에서 병원을 개업했는데 전보다는 환자의 수를 줄였다고 한다.

또 시어머니를 모시고 지냈는데 언젠가 심하게 다툰 후 화가 난 시어머니는 가정부를 데리고 시골 농장에 가 버렸다고 한다.

이 환자는 어릴 때부터 열두 살까지 할머니 손에 자랐으며 친척 집에서 눈치를 보며 성장했다. 근원적으로 어머니의 보살핌을 받지 못한 것이 한이 되어 자기를 좋아하는 남자의 집이 극심히 가난한데도 불구하고 선뜻 시집을 간 것이다. 그리고 남편과 시어머니의 사랑을 받기 위해서 하루 종일 과다한 수의 환자를 치료하면서 돈 벌기에 열중했으나 오히려 남편을 쫓아내는 결과가 되었다. 남편도 아내에게 아무것도 바라지 않게 되었고, 결국 환자로 봐서는 남편의 사랑을 느낄 수 없었으며 남편에 대한 의심이 점점 심해졌던 것이다.

이런 경우, 사랑은 돈으로써 살 수 있는 것이 아니라 상대방의 마음을 깊이 이해하고 따뜻하게 보살피려는 노력에서 온다는 것을 깨달아야 한다.

그리고 우선 환자의 수를 줄이고 남편에 대한 관심과 보살핌에 더욱 주력하여야 하며 근본적으로는 어렸을 때 어떻게 느끼고 자랐는가를 분명하게 깨닫고 사랑받으려는 욕구를 줄여야 한다.

얼마 전 부부간에 문제가 있다는 사람들을 만났다. 나와 만나기 전에 환자인 부인은 시어머니와 다투고 욕설을 하고 해서 결혼 생활이 파탄 직전에 있었다. 이들 부부는 같은 병원에서 근무하면서 전문의와 약사로서 친하게 지내다가 결혼했는데 양가에서 다 반대를 했었다. 특히 부인의 친정아버지가 반대를 심하게 했다고 한다.

내가 부인을 치료했지만, 남편은 서울에 와서 치료받을 시간이 없었기 때문에 남편이 있는 곳과 가까운 내 제자에게 치료를 받도록 주선했다.

그녀는 어릴 때부터 부모가 자주 다투었기 때문에 정서가 항상 불안했다. 그녀의 아버지에 비해서 어머니는 교육을 별로 받질 못했으며 아버지의 외도가 잦자 부부싸움이 그치질 않았다.

아버지는 파티나 모임에 부인 대신 딸을 데리고 다녔다. 딸은 이점이 항상 어머니에게 불만이었고 푸념하면서 집안 정돈을 소홀히 했다. 그래서 생각하는 것이 어떻게 하면 어머니같이 되지 않을 수 있는가 하는 궁리였다.

아버지는 좋았지만 남편의 타입으로는 아버지같이 활발하고 외도를 잘하는 남자는 싫었다. 조용한 성격인 남편과 결혼할 때 모든 사람의 반대를 뿌리치고 가출까지 해 가면서 부모의 승낙을 받은 것은 그런 연유에서였다. 반대를 무릅쓰고 남편과 결혼했는데 결혼한 지 얼마 안돼서 어떤 간호사가 남편의 아이를 임신했다면서 찾아와 큰 충격을 받았다. 하지만 고비를 넘기고 어렵게 그 일을 정리했다.

결혼한 지 7년이 되는 지금, 아들을 둘 두고 있으며 병원을 개업하여 번창하고 있지만 남편이 그 전의 여자와 만나는 것 같다고 한다.

이 부인은 남편과 시집 식구들에게 잘하느라고 종일 병원에서 약 짓는 것을 보고, 그 많은 의료보험 청구서를 작성하는 등 병원 일을 열심히 했지만 모두들 당연한 것으로만 받아들였다. 시아버지는 초등학교 교장인데 며느리에게 시집 식구들 공부시키거나 외국 유학을 보내는 데 필요한 학비를 대라는 것이다.

결혼할 때부터 친정에서 반대를 했기 때문에 이런 여러 가지 불평불만을 호소할 수도 없었다. 남편 역시 장남으로서 그의 어머니가 온갖 고생을 하면서 공부시켜 준 것 때문에 아무 말도 할 수 없었고 부인을 보호해 주지도 못했다.

이러한 상황에서 치료를 받은 환자는 병인이 친정 부모와의 관계, 아버지의 외도, 타인에게 잘 보이려는 본인의 욕구 등이었음을 알게 되었다. 남편은 남편대로 일주일에 두 시간씩 면담을 했다. 통 말이 없고 화를 못 내던 사람이 고함을 지르기도 했다.

그리고 집안의 주도권을 쥐고 있는 시어머니가 주는 무언의 압박이 자기를 짓누르고 있다는 것을 깨닫게 되었다. 내가 쓴 『현대인과 노이로제』를 부모에게 갖다 드리고 여러 정신적 갈등과 문제점들을 얘기하게 했다.

의사와 면담하는 내용을 녹음해서 들려주면서 자기의 심정과 부인의 어려운 상황을 이해시키기도 했다. 이들 부부는 문제가 잘 풀려 나가고 있다. 환자는 요사이 친정에도 잘 안 가고 남편과 가까워졌다. 시집에서도 전과는 달리 환자를 열심히 도우려고 한다. 이렇게 부부가 모두 정신 치료에 열의를 갖고 부모뿐만 아니라 가정 전체가 긴밀하게 협력해야만이 치료에 성공할 수 있다. 이렇게 부부 생활은 배우자의 가족, 특히 부모와의 관계가 잘못되어서 불행을 초래할 때가 많다. 그러므로 부모로부터 받은 정신적 상처를 잘 치료, 해결하는 것이 행복한 부부 생활은 물론 훌륭한 자녀 교육을 비롯하여 행복한 인생을 기약하는 길임을 알아야 한다.

부부 사이의 불화

'집안이 편안하면 만사가 이루어진다[家和萬事成]'라는 붓글씨를 흔히 볼 수 있다. 『주역』에도 군신(君臣), 부자(父子) 등의 모든 인간관계가 남녀, 즉 부부 관계에서 출발한다고 지적하고 있다.

부부 관계도 다른 모든 대인 관계와 마찬가지로 부부가 어려서 각기 자신들의 부모 슬하에서 부모의 부부 관계, 형제나 다른 식구들과의 사이에서 이루어진 대인 관계의 약식이 부부 관계에 도입되는데 불과하다. 부부 관계가 잘 이루어지려면 서로 보완 가능한 관계이거나 아니면 양쪽이 다 건강하고 성숙한 인격으로 어른이 되어 있어야 한다.

환자 치료를 하다 보면 여성 환자들은 처음에는 대개 남편이나 시어머니, 시집 식구에 대한 불평을 하게 마련이다. 남자 환자 중에서도 의존심이 많은 사람은 마찬가지로 아내나 처가 식구에 대한 불평을 한다.

그러나 치료가 잘되면 남자나 여자나 결혼을 하게 된 원인이 자기 자신에 있다는 것을 깨닫고 그러한 남편이나 아내, 시집 식구나 처가 식구를 어떻게 대해야 한다는 것을 깨닫고 실천하게 된다. 노이로제 환자는 책임을 타인에게 전가하지만 건강하고 성숙한 사람은 모든 것이 자기로부터 출발한다[一切由我]는, 자기의 책임이라는 것을 알고 자기 자신의 방식을 바꾼다. 이것을 한·일 관계와 비교해 보면 쉽게 알 수 있다.

한국은 옛날부터 왜구에 시달려 오면서도, 일본에 대한 방비가 소홀했다. 임진왜란, 한일병합 그리고 해방 후 굴욕적인 한일회담 등 일련의 사건들은 한·일 관계를 극명하게 보여 주고 있다. 최근에는 기술 도입의 다변화, 소재와 부품 기계의 국산화 문제 등에 관심을 돌리고 있지만 보다 중요한 것은 일본에의 경제적 예속화를 지양하고 민족자존을 회복하는 것이다.

즉 한국이 일본에 대해서 무역 흑자를 기록해야 하고 기술을 이전하라고만 하고 있을 것이 아니라, 일본에 예속되지 않고 독립할 수 있는 대응책을 강구해서 주도권을 잡아야 한다. 부부 관계도 서로 독립되어 있으면서 역할 분담하여 서로 의존하면서 살아야 화목하게 된다. 다른 대인 관계와 마찬가지로 부부 관계도 너무 일방적으로 상대방을 지배하려고 하거나 의존하려고 하는 것에서 불화가 생긴다.

어떤 젊은 부인은 선을 보고 결혼해 아들까지 낳아 살고 있다. 주말에 가족이 함께 야외에 소풍을 갔는데 남편은 집에서 일하는 아이도 데리고 가자고 우겼다. 사격장에 가서는 아내를 제쳐 두고 일하는 아이에게 사격을 가르쳐 주는 남편의 행동에 아내가 화를 내어도 남편은 아내가 왜 화를 내는 줄 모른다.

그래서 나는 아마도 남편이 자랄 때 고독하게 지내서 자신의 어린 시절과 일하는 아이의 처지가 비슷해 자신을 동일시해서 하는 행동일 것이니 반응을 지켜보자고 일러두었다. 그리고는 옛날에 내가 경험한 얘기를 들려주었다.

어떤 여고생이 정신분열병이 생겨 한 대학 병원에 입원하여 치료를 몇 달 받았지만 낫지 않아 우리 병원에 입원하였다. 어머니는 딸의 병을 고쳐 주려고 무척이나 열심이었다. 환자의 병이 부모의 불화에서 온 것이라고 판단한 나는 가족 치료를 해야만 환자의 병을 완치할 수 있다고 설명하고 남편을 오라고 했다. 처음에는 남편이 오지 않으려고 한다기에 아버지가 오지 않으면 딸의 병을 고칠 수 없다고 설득하자 어머니와 함께 나타나서 환자와 가족 치료를 하게 되었다. 각자 마음속에 있는 대로 털어놓게 했더니, 부부가 처음 신혼생활을 시작했을 때에 밥을 먹는데 남편이 자꾸만 일하는 아이와 같이한 식탁에서 먹자고 해서 부인은 남편이 자기를 무시한다고 생각하여 부부 싸움이 시작되었다. 부모의 불화에서 오는 부담을 이겨 내지 못한 딸은 마침내 정신병이 생긴 것이다.

환자의 아버지는 14살 때 일본으로 건너가 남의 집에서 지낸 일이 있었다. 남편은 일하는 아이를 볼 때마다 옛날에 자기가 남의 집에서 쓸쓸하게 지내던 일이 생각나 일하는 아이와 자기를 동일시해서 그랬던 것이지 아내를 무시하려고 한 것은 아니라고 일러 주었다. 환자의 아버지는 자기의 심정을 알아준다고 기뻐하고 열심히 치료에 협력했으나 어머니는 반대로 자신의 오해로 엄청난 결과가 초래된 것을 알고 맥이 빠져 우울해지고 치료에 열의가 식었다.

이런 얘기를 들려주면서 남편에게 가서 이런 일이 있다고 얘기를 해 주고 반응을 보라고 했다. 남편에게 그 얘기를 했더니 가만히 있더라고 하면서 그래도 그 후에는 일하는 아이를 데리고 갈까 하고 아내에게 물어보는 태도만 달라졌을 뿐, 데리고 가고 싶은 마음은 여전하더라는 것이다. 그래서 나는 남편도 치료받아야 한다고 권유했지만 오랫동안 굳어진 습성이라 고쳐지지 않을 것이라면서 선뜻 치료를 받으려고 하지 않는다고 했다.

부인은 어려서 아버지의 사랑을 한 몸에 받다가 초등학교 초에 아버지가 오빠에게는 열심히 공부를 가르쳐 주고 자기는 가르쳐 주지 않자 충격을 받은 것이다. 어릴 때 받은 상처가 앙금처럼 남아 있어 어디를 가나 관심을 끌려고 하고 소외감, 배척감을 느끼면 무시당한다는 느낌 때문에 고통스러워했다. 남편이 퇴근하여 집에 와도 통 말이 없고 식탁에서도 말이 없고 밥 먹을 때도 신문을 보면서 밥을 먹는 것이 부인에게는 무관심이나 무시하는 것으로 느껴진 것이다. 나는 부인에게 다른 모든 노이로제 증세와 마찬가지로 남편의 그러한 행동은 남편으로서는 지극히 자연스런 행동이다. 다만 자기가 자란 환경에서는 그렇게 행동하는 것이 가장 마음이 편한 최선의 적응 방식이었지만 지금은 환경이 바뀌어서 얼마든지 좋은 다른 방식이 있는데도 옛날 방식을 고수하는 것뿐이라고 일러 주었지만 부인은 자기 문제와 부딪쳐 참을 수 없다고 한다. 그래서 한번 남편과 같이 와서 얘기하는 기회를 만들어 보라고 일러두었다.

이 경우에서 보는 바와 같이 부부간뿐만 아니라 대개의 사람들이 눈앞에 있는 사람에게서 과거의 환영(幻影)을 보기 때문에 마찰이 생긴다. 상대방의 행동이 나에 대한 행동으로 느껴지기 때문에 화가 난다. 또 한 가지, 사람들은 자기의 행동이 남에게 어떤 영향을 주고 있다는 고려를 하지 않기 때문에 또한 갈등이 생긴다.

부부 관계도 다른 모든 대인 관계와 마찬가지로 서로가 건강해야 원만한 관계가 될 수 있다. 항상 자기반성을 하고 상대방이 화가 난 행동을 하면 왜 그런 행동을 했는가, 성장 과정을 알아보고 이해를 하려고 노력하고, 상대방이 스스로 깨닫게 도와준다. 또한 자기 자신의 행동이 배우자에게 어떻게 비춰지고 어떠한 반응을 일으키고 있나를 살피는 노력을 아끼지 않으면 부부 관계가 좋아지고 자녀들도 따라서 잘 자랄 것이다.

사랑과 일심동체

모든 인생에 중요한 낱말들은 일반적으로 통용되는 뜻과 본래 뜻이 혼동되어 쓰이거나 정반대로 쓰이는 경우가 많다. 많은 것이 아니라 전부가 그렇다고 해도 과언이 아니다.

흔히들 부부는 일심동체라고 한다. 부부가 일심동체라는 말은 서로 대화가 잘 되서 항상 서로의 마음을 잘 살피고, 상대방이 어떤 처지에 놓여 있나를 잘 알고, 몸이 편한가 어디가 아픈가, 무엇을 좋아하고 무엇을 싫어하는가, 어떤 사람을 무엇 때문에 싫어하고 무엇 때문에 좋아 하는가. 이렇게 상대방을 잘 이해하고 그 이해를 바탕으로 배우자를 대한다면 이상적인 부부 관계라고 할 수 있을 것이다. 그러나 대다수의 부부가 일심동체가 아니라 이심이체(異心異體)고 동상이몽(同床異夢)이라는 게 현실이다.

그러나 정말로 일심동체가 되려면 부부란 이심이체라는 현실을 서로가 인식해야만 한다. 이러한 사실은 미국에서 오랜 기간 연구해 온 가족 치료에서도 밝혀졌으며, 우리나라의 경험에서도 마찬가지다. 부부뿐만 아니라 모든 대인 관계에 있어 남과 내가 다르다는 것을 깨닫지 못하고 나의 연장으로 생각하는 데에서 문제가 발생한다.

문제나 정신 질환자를 치료, 연구한 결과 문제나 정신 질환은 부모가 서로 처음 만났을 때부터 잘못된 관계가 지속되고 그러한 잘못된 부부 관계가 자식들에게까지 영향을 미쳐 발생한다는 것이다.

사티어라는 사람은 가족 치료를 많이 해 보고 연구한 결과, 남녀가 부부가 되기 전에 사귈 때에 상대방을 이상화(理想化)하고, 자신의 열등감을 상대방이 만족시켜 줄 것이라는 기대를 한다. 그러나 자기의 열등감이나 상대방에 대한 기대는 서로가 말을 하지 않기 때문에 서로가 상대방의 마음을 모르고 결혼생활에 들어가게 된다. 그러나 서로의 기대와 실제가 어긋나기 때문에 서로에게 실망을 한다. 이렇게 되면 서로가 배우자에 대한 기대는 포기하고 자녀들에게 정성을 쏟게 된다. 또한 자녀들은 부모가 상반되는 요구를 하기 때문에 부모를 다 만족시켜 주어야 한다는 부담감으로 인해 갈등에 빠져 헤어나지 못하고 정신분열을 일으키게 된다. 부부가 처음 만났을 때부터 잘못된 관계가 시정되지 않고 지속되어 결혼한 지 몇십 년 후 자녀에게 반영되는 것이다.

그렇기 때문에 사티어는 부부 관계가 원만하고 가정이 평화롭고 자녀가 건강한 사람으로 성장하려면 각자가 자존심을 지니고 상대방이 자기의 연장이 아니라 독립된 하나의 인격체라는 것을 인정하면서 형제간의 순위를 지켜야 한다는 것을 지적한다.

자존심이란 앞서 말한 바와 같이 보통 사람들이 생각하는 자존심, 즉 열등감 때문에 상하기 쉬운 그러한 자존심이 아니라 남이 나를 욕하거나 멸시를 하거나 인정을 해 주지 않아도 끄떡없는 진정한 자존심을 말한다.

자존심이란 바로 정신 건강, 즉 인격의 성숙도를 재는 자라고 볼 수 있다. 정신이 건강하지 않은 상태, 인격의 미숙이란 한마디로 말해서 자존심이 남의 대우나 평가에 좌우되는 상태를 말한다. 자기는 자신을 인정하지 않고 남이 나를 인정하고 대우해 주기를 바란다. 반대로 정신 건강, 인격의 성숙이란 자기가 자신을 인정하고 사랑하고 대우하고 존중하기 때문에 남이 칭찬하거나 대우해 주거나 말거나 전혀 동요가 없다.

이러한 상태를 불교에서는 부동심(不動心), 또는 견실심(堅實心)이라고 한다. 진정한 자존심은 석가모니 부처님께서 외쳤다는 '천상천하 유아독존'의 경지가 최고의 경지라 할 수 있을 것이다.

자기가 자기를 인정하고 있으면 구태여 남의 인정을 받을 필요가 없고, 인정을 해도 자기 자신만큼 깊이 알지 못하기 때문에 딱 들어맞지 않는다. 인정도 자기 자신의 인정이 가장 완벽한 인정이라고 할 수 있을 것이다. 이러한 자존심을 가진 사람이면 구태여 배우자나 자녀를 통해서 자신의 열등감, 손상된 자존심을 보상할 필요를 느끼지 않기 때문에 배우자나 자녀를 자기의 연장으로 보지 않고 독립된 인격으로 인정한다. 따라서 취미나 생각, 음식의 기호나 하고자 하는 일들이 자기와 달라도 다를 수 있다고 인정을 해 준다.

그러나 자존심이 약해서 자존심을 남에게서 충족을 하려는 사람은 배우자나 자녀를 자기의 연장으로 본다. 따라서 자기와 생각이나 취미, 음식, 의복의 기호 등이 다르다는 것을 자기를 사랑하지 않아서이고 자기를 무시한다는 식으로 느낀다. 타인 즉 배우자나 자녀를 위한다는 행동이 상대방의 의사는 묻지도 않고 자기만의 생각으로 상대방에서 좋아할 거라고 지레짐작하다가 만약에 상대방이 싫어하면 자기를 사랑하지 않는다고 생각한다. 자기가 좋아하지 않고, 상대방이 좋아하는 음식을 먹으면, 역시 자기를 싫어한다, 사랑하지 않는다고 생각한다. 또 이러한 사람일수록 사랑과 미움을 이러한 식으로 표현한다. 다시 말해서 상대방에게 적대감이나 미움을 표시할 때에는 자기가 싫어하지 않는 일이나 좋아하는 음식이라도 거부한다. 주부의 경우에는 자기의 맛에 맞게 음식을 장만해서 다른 식구들이 입맛이 없다고 하면 화를 내면서 자기를 사랑하지 않기 때문이라고 한다. 음식에 대한 기호나 맛은 공통적인 면이 있는 반면, 체질, 과거에 음식을 먹어 온 습관, 현재의 마음 상태와 몸의 상태에 따라 좌우된다. 때문에, 누가 먹어도 맛이 있는 음식을 맛이 없다고 할 경우에는 마음의 병이 들었거나 몸에 이상이 있지 않나를 살펴야 할 일이지 화를 낼 일이 아니다.

비교적 건강한, 웬만한 자존심이 있는 부부라면 서로의 차이를 인정하고, 가능하면 취미도 같이 하려고 노력을 한다. 그것이 불가능하면 상대방이 자기와 다른 점을 자랑스럽게 생각하거나 아니면 하나의 애교로 받아 준다.

상대방에게 내가 가지지 못한 취미가 있다면 호기심을 가지고 물어보거나 여유가 있으면 배워서 같이 즐긴다.

음식도 비록 자기는 싫어하지만 상대방이 맛있게 먹으면 자기도 한 번 먹어 본다든지 하면서 서로에게 맞추도록 노력한다. 자기는 못 먹어도 상대방을 위해서 사준다거나 음식을 장만해 주고, 상대방이 즐기는 것을 보고 기뻐한다.

아내나 남편 어느 한 쪽이 화초나 난초 가꾸기를 좋아하면 자기는 귀찮아서 하기 싫더라도 자기가 할 수 있는 일이 있으면 도와줌으로써 상대방의 취미를 같이 즐길 수 있다.

밖에 나가서 음식을 사 먹을 때에도 한 사람은 양식을 좋아하는데 다른 한 사람은 설렁탕을 좋아한다면, 불고기와 설렁탕이 있는 집에 가서 먹거나 아니면 이번에는 양식을 먹고, 다음에는 한식을 먹는다든가 하면 음식을 골고루 먹게 되니 건강에도 좋다.

이렇게 하는 것이 자신의 자존심도 지키고, 상대방의 자존심도 존중하는 성숙된 태도이고 좋은 의미의 일심동체다.

그러나 이러한 일심동체가 되려면 먼저 서로가 이심이체라는 것을 철저하게 인식해야 하며, 그러한 토대 위에서만이 진정한 일심동체가 이루어질 수 있다.

가정내 폭력

얼마 전, 고려대장경의 근원을 밝히기 위해서 중국 공산당을 내왕하고 있는 미국 친구가 저녁을 먹으면서 개탄하던 말이 생각난다. 미국에서는 서너 살부터 열댓 살 먹은 여자 아이들의 25퍼센트 이상이 삼촌이나 오빠들과 같이 한 집안 식구들에게 성폭행을 당한다고 한다. 그 후 얼마되지 않아 우리나라에서도 아내를 폭행하는 남편을 고소한 사건이 연일 신문에 보도되어 한참 동안 신문이나 방송에서 전문가의 의견을 듣는 등 여론을 환기시킨 일이 있었다.

　나는 미국 친구의 얘기를 들으면서 머리에 떠오르는 것이 두 가지 있었다. 하나는 미국 정신의학 잡지에 나온 논문이다. 과거 정신분석을 창시한 프로이트가 어린아이도 성욕이 있다고 해서 많은 논란을 일으켰다. 잡지에서 생물학적인 근거를 제시하면서 정신분석이론에서 말한 만 다섯 살쯤의 오이디푸스기(期)에는 어른의 성기(性器)와 다름이 없다는 것을 주장했다. 그리고 또 다른 하나는 이와 관련해서 유교에서 말하는 남녀칠세부동석(男女七歲不同席)이다. 예전에는 '남녀칠세부동석'이라 하면 억지로 사람을 구속하는 부자연스런 억압의 수단으로 생각해 왔다. 그러나 정신과 의사로서의 경험과 미국의 현 실정으로 볼 때, 옛날 중국이나 한국에서도 이러한 엄격한 규제가 있기 전에 현재의 미국 정도는 아니더라도 성적인 접촉이 많았기 때문에 부득불 그런 규제가 나온 것이 아닌가하는 추측한다. 즉 여성을 성폭행으로부터 보호하기 위한 장치로써 말이다. 우리나라에서도 딸들을 근친상간한 경우를 보았고, 아저씨나 오빠가 조카, 누이동생에게 성적인 접촉을 하는 경우가 종종 있는데 대체로 부모들의 경각심이 부족한 데 기인한 것 같다. 친한 친구 집을 방문해도 친구가 없으면 들어가지 말라는 것은 남녀란 가까이 하면 본능적으로 성적인 충동이 일어나기 때문이다. 인간의 본성을 솔직하게 인정한 것이 옛날 사람들의 가르침이 아닌가 하는 생각이 든다.

부부간의 폭행 특히 남편이 아내를 폭행하는 문제에 대해, 우리나라에서 이 문제를 가지고 한참 떠들고 있을 때, 미국의 주간지에는 '어린이에 대한 폭행과 여성에 대한 강간'이라는 주제로 특집 기사가 실린 적이 있다. 이 기사를 보면 매년 근 6백만 명의 아내들이 남편에게 폭행을 당한다고 한다. 이중 50퍼센트는 이미 혼인 관제에 있지 않거나 법적으로 혼인 관계가 아니라고 한다. 이것은 유럽과 미국에서는 법적으로 혼인을 않고 동거 생활을 하는 부부가 많기 때문이다. 그리고 미국에서는 매년 2천에서 4천 명의 아내가 남편에게 맞아서 죽는다. 경찰은 3분의 1의 시간을 가정 폭력 전화 응답에 소비하고 있다. 자동차 사고, 강간이나 강도보다도 구타가 여성의 상해(傷害)의 제일 큰 원인으로 꼽히고 있다. 1979년 FBI 보고에 따르면 살해된 여자의 40퍼센트가 남편에 의해서 살해되었고 남자는 10퍼센트가 아내에 의해 죽었다. 어떤 사회학자의 추정으로는 매년 2십 8만 2천 명의 남편이 아내에게 구타를 당하지만 남편은 아내에게 맞아도 보고를 잘 안한다고 한다. 1964년 처음으로 남편에게 맞은 여인을 위한 사설 피신처가 생겨 지금은 전국적으로 8백 곳이 넘는다. 여자 기독 청년회에서 운영하는 수용소나 봉사 사업이 210개나 되지만 다 수용을 못하고 도움을 필요로 하는 여성들의 80퍼센트가 실질적으로 도움을 받지 못하고 있다.

물론 우리나라에는 이러한 시설이 없다. 단지 가정법률상담소나 일부 상담소, 병원 정신과가 그 역할을 한다. 그러면 어떤 남자가 아내를 폭행하는가? 어려서 폭행을 당한 아이일수록 복행할 가능성이 많다는 것이 전문가의 의견이다. 아내에게 폭행을 가하는 남자와 두세 살 난 어린 아이 사이에 대단히 재미있는 유사점이 있다고 말한다. 폭행을 가하는 남자는 두 살짜리 아이가 화가 났을 때처럼 이로 물어뜯어 많은 여자들의 팔다리에 잇자국을 남긴다. 이들 중에는 술 마시는 남자가 많고 술을 마시기 때문에 아내를 때리는 것이 아니라 때리기 위해서 술을 마신다는 것이다. 어떤 전문가는 전형적으로 아내를 폭행하는 사람은 자제력 있고 앞장서서 문제를 해결하는 다시 말해 전통적인 남성의 역할을 감당 못하는 사람이라는 것을 관찰했다. 흔히 마음이 불안정해서 육체적으로 아내를 지배하려고 하지만 결과적으로는 아내를 점점 더 멀리 달아나게 하고 마는 것이다. 이러한 남성들은 자기 잘못은 인정하지 않고 자기 부인이 맞을 짓을 한다고 주장한다.

미국에서는 가정 폭력이 심각한 사회 문제로 등장하고 있으며 강간과 어린이 구타와 더불어 정신의학 교과서에서 다루고 있을 정도이다. 미국이나 우리나라를 막론하고 이러한 문제는 크게 보면 정신건강의 문제이고, 사회적 문제고 문화의 문제고 전통의 문제고 가족생활, 부부 생활, 자녀 교육, 사회생활의 문제다. 모든 것은 결국 인격 성숙의 문제로 귀착이 된다.

그리고 우리나라에서 논의했던 것 중에 한 가지 빠져 있는 것은 남편을 폭행하는 아내, 얻어맞는 남편에 대한 얘기가 별로 없다는 점이다. 대체로 아내에게 폭행을 가하는 남자는 인격이 미숙하고 정신적으로 허약하고 자제력이 약한 남자임에 틀림이 없다는 것을 우리는 알아야 한다.

한편, 미국에서나 우리나라에서나 정신분석 치료의 경험으로 알려진 것은 무의식적으로 부모의 본을 따서 부모의 결혼 생활을 재연하는 무의식적 경향이 있다는 것이다. 이것은 꼭 아버지가 어머니를 때려야만 아들이 장가를 가서 아내를 때린다는 뜻은 아니다. 때로는 어머니가 적개심을 버리지 못해 남편이나 아이들에게 발산을 하거나 때릴 경우 아들이 장가를 가서 아내를 때리는 경우가 있다. 딸은 어머니가 아버지에게 맞는 것을 보고 자라서 '나는 절대로 아버지 같은 남자와는 결혼을 안 한다'는 결심을 하지만 막상 결혼을 할 때는 좋은 남자는 다 물리치고 아버지처럼 아내를 때리는 남자와 결혼을 하는 경우가 있다. 이것은 오래 전부터 알려진 '신경증적인 배우자 선택'이라고 하는 무의식적인 심리 작용이다. 이러한 심리는 정도의 차이가 있을 뿐 모든 사람에게서 볼 수 있다. 그리고 어떤 병적인 여자들은 남편과의 모든 대화의 통로를 봉쇄하고, 남편의 구타가 아내에 대한 유일한 통로가 되게 유도를 하는 경우도 있다.

과거에는 범죄자의 특징만을 연구했는데 요사이 피해자학(被害者學)이라는 것이 생겨 범죄의 대상이 되는 피해자가 그렇지 않은 사람들과 다른 점이 무엇인가를 연구하는 학문이라고 한다. 부부간의 폭력 행사에도 일부는 가해자뿐만 아니라 피해자의 문제도 검토를 해야 된다고 본다.

여성의 자기실현

얼마 전에 모 여자 대학에 다니던 제자로부터 '여성의 자기실현'이라는 주제로 학생들을 위한 교양 강좌에 나와서 강의를 해 달라는 요청을 받았다. 그렇지 않아도 한번 가 보고 싶었고, 또 가 봐야 되지 않나 생각하고 있던 터라 시간을 내어 나갔다.

연사는 세 사람인데 한 분은 여교수로 십여 년 전에 그분이 몸담고 있는 여성사회연구회에서 나는 회원들을 위해 강연을 한 적이 있다. '여성의 가치는 모성(母性)에 있다. 남녀의 권리는 같다'는 평등을 말하기 전에 인간 평등을 생각해야 한다. 남녀란 같은 것이 아니라 상호 보충적인 음양(陰陽)의 관계이다.

사실 한국에서 여성의 권리 신장을 부르짖는 여성들은 이미 남녀 평등을 누리고 있는 사람들이다. 그들에게는 여성 문제보다 더 급한 고통을 받는 사람들에 대한 관심은 없고, 자기 마음대로 하자는 심리가 있는 것이다. 미국의 어떤 실험 분석에 의하면 여권운동을 하는 여성은 여성적인 것을 증오하고 말살하여 남성이 되려고 하는 잠재의식이 있다고 한다' 대강 이런 내용으로 강의를 한 것 같다.

그때 나는 강연을 들은 회원들의 반응은 상당히 긍정적이었으며, 남녀평등보다 인간 평등이 앞서야 한다는 나의 견해를 수긍하는 표정이었다.

나를 초청한 독신의 여교수는 우리나라 여성들이 모성을 경시하는 것 같다고 내게 말한 적이 있었다. 이분의 얘기는 여성이 순종하고 기다리고 참는 것이 마치 노예처럼 있기 때문에 하루 빨리 삶의 주인이 되어야 하며 인간화가 되고 민주화가 되어야 한다는 것이다. 조직적 활동으로 노동의 권리를 찾고, 민주 시민이 되어 국가의 주인이 되어야 한다고 역설해서 갈채를 받았다.

또 다른 한 분은 수녀이면서 영문학을 가르치는 교수였다. 이분은 먼저 연사보다는 젊은 여성으로, '자기실현에 남녀가 따로 구별될 수는 없지만 우리 여성은 숨겨져 있다. 왜 남자에게 져야만 하나, 여성은 주는 것이 본질이다' 하는 얘기를 한 것 같다.

나는 첫 번째 연사의 전투적인 얘기를 듣고 나니 여성의 가치는 모성에 있다는 말을 할 마음의 여유가 없어졌다. 단지 내가 하고자 하는 얘기와는 너무나 거리가 멀어서, 자기실현을 도와주는 정신 치료 전문의로서 자기실현이 무엇인가를 얘기하고 십우도(十牛圖)를 보여 주면서 간단히 설명을 마쳤다.

그 후 나를 초청한 남자 심리학 교수와 사회학 교수 둘이 토론을 했는데, 남자 심리학 교수는 첫째 연사의 강의 내용에 대해 그것은 피해망상으로 여자들이 남자와 같이 직장을 갖게 되면 여러분들은 실직한 남편을 존경할 수 있겠느냐고 반문했다.

나는 남녀란 같은 것이 아니고 인간으로서, 동물로서의 공통점이 있고 남녀가 다같이 할 수 있는 일이 있는 반면, 남녀 각자만이 할 수 있는 일이 따로 있다고 말했다. 어떤 학자는 남녀는 단백질의 신진대사도 다르다고 주장했으며, 어느 여자 과학자는 남녀의 뇌 구조가 다르다고 지적했다.

남녀노소를 막론하고 가장의 위치에 있는 사람에게는 별도의 수당을 줄 수 있도록 하는 사회 여건을 마련해야 하지 않겠나? 남편을 사별하고 홀로 자녀를 양육하는 입장에서는 직장이나 국가에서 양육비를 보조할 필요가 있다고 본다. 그리고 가정에서 주부가 하는 가사도 하나의 직업으로서 경제적으로 평가를 받아야 한다고 덧붙여 말했다.

수녀 교수는 초등학교 때 자기가 공부를 반에서 1등을 했는데 담임선생이 너는 여자니까 남자에게 1등을 양보하라는 말을 들은 적이 있다면서 지금도 왜 그랬는지 의문이 풀리지 않는다고 했다. 내가 어려서부터 들어온 얘기로 사내아이의 기를 죽이면 그 사내가 고자가 된다는 말이 있었다. 옛날부터 오랜 경험에서 나온 얘기인지라 들려주었다.

토론이 끝나고 일어서면서 첫 번째 연사인 여교수가 내게 '이젠 세상이 달라졌습니다'라고 말하는 게 사뭇 남자인 나하고 대항하려는 기세다. 예전과 인상이 다르다. 전에는 상당히 부드럽고 애교가 많았는데 4~5년 고생을 하는 동안 적개심이 쌓였는지 과거의 인상을 느낄 수가 없고 사뭇 공격적이다. 수녀 교수가 앞에서 든 예가 생리적인가 하고 묻길래 나는 그렇다고 대답했다.

여자 교수들의 얘기는, 특히 첫 번째 연사의 주제 발표는 모든 것을 분리 대립시키려는 서양식 사고방식에서 나온 얘기이다. 우리나라에 여자 교수뿐만 아니라 대부분의 남자 교수도 마찬가지이다. 우리의 전통을 잘 모르거나 무시하고, 서양 것도 제대로 알지 못하거나 알아도 제대로 소화를 시키지 못하거나 아니면 일부만 안다거나 최근의 것은 모르는 경우가 많다.

남녀 문제는 남자가 있기 때문에 여자가 있고, 여자가 있기 때문에 남자가 있다는 것을 깨닫지 못한 데 있다. 여자가 너무 기세등등하면 남자의 기가 죽는다. 남자의 기가 죽으면 여자가 그 남자를 존경할 수 없고 성생활조차 불가능하게 되며 자손을 볼 수 없게 된다.

이 강연회가 있은 후, 얼마 안 되어서 쥘리에트 그레코라는 58세의 프랑스 샹송 가수가 두 번째의 서울 공연을 마치고 신문기자와 인터뷰를 했는데 그 대화의 내용에 대해서 여러 사람에게 의견을 물어보았다.

이 여가수는 두 번 결혼하고 두 번 이혼을 했는데, 그녀는 남자가 원해서 결혼했고 남자를 즐겁게 해 주기 위해서 결혼을 했다고 한다. 자기는 사랑하는데 반드시 결혼할 필요는 없다고 생각한다는 것이다. 이 말에 대한 반응은 각자의 자기 문제에 집착하여 서로 달랐다. 어떤 젊은 여자는 그 가수에 대해 남자의 노예가 아닌가하는 반응을 보였고, 어떤 남자는 상당히 난잡한 여자라고 했다. 또 어떤 친구는 결혼이란 자녀를 낳아 기르고 가정을 지켜야 하는데, 못마땅하다는 반응을 보였다. 물론 다 옳은 말이다.

행복하게 자녀를 기르고 잘 사는 것이 분명 옳은 일이지만 내가 그 여가수를 멋이 있다고 보는 것은 여성으로서의 주체성이 확립되어 있다는 점이다. 말하자면 여성으로서의 자기실현이 나름대로 되어 있다는 점이다.

사랑을 주지는 않고 받기만 한다면 그런 말이 나올 수 없는 것이다. 남자를 기쁘게 해 주는 데 대한 기쁨을 아는 점에서 멋있는 사람이라는 것이다. 준다는 것, 기른다는 것이 여성의 본령(本領)이라는 점은 동서를 막론하고 인식되어 온 사실이지만, 지금은 남녀의 문제가 가정이나 학교, 사회에서 너무나 소홀히 다루어지고 있는 느낌이다.

남녀가 같은 것이 아니라 여성다움이 무엇이고 남성다움이 어떤 것이냐에 대한 이해와 교육이 절실하다.

모권과 여권
(母權)　　(女權)

요사이 심심치 않게 남녀평등권에 대한 기사가 자주 난다. 이것은 크게 보면 남녀뿐만 아니라 노소(老少)나 기타 모든 차이에서 나오는 불리한 점을 없애고자 하는 현상의 하나라고 볼 수 있다. 그러나 그래야만 되는 것이 있는 반면 그래서는 안 되는 것들도 적지 않다. 왜냐하면 모든 사람들이 자기 권리만 주장하고 의무에 대한 자각이 부족하기 때문에 개인과 가정, 국가, 사회나 인류 전체에 혼란이 가중되는 경향이 나타나고 있기 때문이다.

가정이나 사회도 어떤 면으로는 서로 얽혀서 움직이는 기계와 같다. 남녀노소 할 것 없이 신경증이나 정신병에 걸린 사람들이 왜 그렇게 되었나를 살펴보면, 한 가정의 경우 식구가 제각기 자기 위치를 잘 지키지 않기 때문이라는 것을 쉬이 알 수 있다. 암탉이 울면 집안이 망한다는 속담도 이러한 뜻에서 이해해야 한다. 여자를 무시하는 것이 아니라 여자든 남자든 어른이든 아이든 자기의 위치를 정확하게 자각하고 남의 위치를 침범하거나 자기의 위치를 비워서는 안 된다는 뜻이다.

여러 달 전에 여성 문제를 다년간 연구하고 있는 여자 교수가 그 모임에 와서 얘기를 해 달라고 해서 남녀 문제에 관해서 얘기한 일이 있다. 그날 얘기한 것은 다음과 같다.

문제아는 부모의 부부 관계가 잘못된 데 원인이 있다. 이것은 동양에서 수천 년 전부터 내려오는 인식, 즉 남녀는 삼강의 본[男女者三綱之本]이고 인간 만사가 여기에서 파생된다[萬事之先也]에 있다. 남녀평등은 인간 평등에 기초를 두어야 한다. 우리나라에서 남녀평등을 주장하는 사람들 중에 상당한 부분은 남녀평등을 누리고 있거나 아니면 오히려 남성이나 어린이나 노인 또는 다른 여성들을 희생시켜서 자신의 불필요한 권리를 주장하는 사람들이기 때문에 이런 사람들이 여권을 주장하는 것은 여성 전체를 위하는 것이 아니라 다른 사람을 희생하여 자기 자신의 욕심을 더욱더 채우자는 것에 불과하다. 올바른 평등사상을 가졌다면 현재 우리나라에서 특히 경제적으로 불우한 많은 여성들, 어린이, 노인과 남성들을 생각하지 않을 수 없을 것이다.

현실에서는 여자가 따로 있는 것이 아니고 남자가 따로 있는 것이 아니다. 전 우주가 관계 속에 있는 것과 같이 남녀란 따로 떼어서 생각할 수가 없다. 남녀란 같을 수가 없고 같아서도 안 되며, 위치가 다르고, 상호 보충적인 위치에 있는 것이다. 모든 남자가 여자인 어머니 뱃속에서 나와서 어머니 손으로 길러지고, 아이나 어른이나 할 것 없이 급하면 어머니를 찾는다.

아버지란 돈을 벌기 위해 갖은 모욕도 감수하면서 사회에 나가서 일을 하는 존재이다. 어머니가 훌륭해서 자식이 잘됐다는 얘기는 있어도 아버지가 훌륭해서 자식이 잘됐다는 얘기는 잘 못 들어 봤다.

미국의 모 여류 작가가 여성해방운동이니 남녀평등권을 부르짖는 여성들은 자신이 여성이란 점에 심한 모멸감을 느끼고, 여성을 증오하고 남성이 되려고 하는 성향이 강하다고 밝힌다. 정신분석을 창시한 프로이트는 만 세 살까지 어머니의 따뜻하고 꾸준한 사랑을 받은 사람은 인생의 어떤 고난에도 용감히 싸워갈 수 있다고 했다.

이렇게 보면 어머니는 모든 인간의 운명을 손아귀에 쥐고 있는 셈이다. 그러므로 우리는 여자아이를 기를 때 여성으로서의 자부심을 갖게 해야 하며 자녀 교육에 있어서 남녀가 같이 할 수 있는 점과 구별이 되는 점을 가르쳐 주어야 한다. 어떤 어머니는 남녀가 평등하다고 해서 여자아이와 남자아이를 구별하지 않고 키운다는 말을 들었는데 이것은 큰 잘못이다.

항간에 흔히들 한국은 여성을 천대하고 남존여비 사상이 강하다고 비난하지만 역사 전문가의 연구에 의하면 한국은 고대부터 남녀가 평등했고, 조선에 와서 유교에서 유래되는 소위 남존여비 사상이 상층계급으로부터 파급되기 시작했다. 점차 서민층으로 확대되는데 250년이 걸렸으니 한국 역사에서 남존여비 사상이 지배한 기간은 250년밖에 되지 않았으며, 그것도 껍데기뿐이지 밑바닥에는 여성의 힘이 변함없었다고 한다.

일본인들도 한국 여성은 거세다고 했고, 이화대학 80주년 기념 강연을 하기 위해서 서울에 온 미국의 저명한 여성 인류학자인 마거릿 미드 여사도 한국 여성에 대한 인상을 "책에서 읽은 바 한국 여성은 수줍고 의존적이고 집안에 갇혀있다고 했는데 실제로 한국에 와서 한국 여성을 대해 보니 그와 정반대임을 발견했다. 이것은 절대로 외래문화의 영향으로 이렇게 될 수가 없다. 반드시 그 씨가 한국의 전통 속에 있을 것이다."라는 말로 대신한 적이 있다.

한국 펜클럽대회에 참석하고 있던 한 인도 여사가 미국의 주간지인 《라이프》지 특파원 자격으로 한국의 저명한 모 여류 작가를 인터뷰한 기사를 실은 일이 있었다. 이 인도 여사가 한국의 여성해방운동에 관해서 질문했을 때 한국 여류 작가가 "한국은 이미 여성해방 되었기 때문에 그런 것이 필요없다."라는 답변을 하자 한국에 와서 비로소 위대한 여성을 만났다고 감탄했었다. 17~18년 전에 모 방송국 방송 부장인 친구의 동생으로부터 들은 얘기지만 시골의 외딴 섬 같은 곳에서 서울로 수학여행을 온 초등학교 아이들에게 서울의 인상을 물어보았더니 여자들은 명랑하고 화려한 옷차림을 하고 활기차게 다니는데 남자들은 추레한 옷을 입고 풀이 죽어 있더라고 대답하더란다. 내가 아는 독일의 여자 심리학자는 처음 한국에 왔을 때 한국 여성은 서양 여자들보다도 주체성이 강하고 독립적이라고 했다.

대강 이런 내용으로 강연을 했더니 청중은 남녀를 막론하고 여태까지 들어온 얘기와 정반대라면서 깊은 감명을 받았다고 했다. 그 중 한 여성은 한 열흘 후에 모 일간지에 여성해방을 인간해방이란 넓은 토대 위에서 생각해야 한다는 글을 썼다.

자기 권리를 찾고 남의 권리를 존중해 주는 것이 정신 건강이지만 자기 권리만 주장하다 보면 남의 권리가 침해되는 일이 많다. 권리를 침해당해서 회복하지 못하면 위축되고 정신이 건강해지지 못한다.

주부와 재산 관리

얼마 전 모 월간지 지면을 통해 우리 주변에는 사고(事故)가 일어날 요인이 수두룩하게 널려 있다고 했더니 바로 모 검사 부인의 15억 사건이 터졌다. 이러한 일은 워낙 액수가 크고 남편의 신분이 검사이기 때문에 신문에 대서특필로 보도되었을 따름이지 보도되지 않은 이러한 사고들이 매일 같이 발생하고 있다. 이러한 일종의 참사(慘事)들이 속출하는 원인은 한국 사회의 근본적인 병폐와 직결된다. 모든 것이 거꾸로 되어 있거나, 있어야 할 것이 없거나, 없어야 할 것이 있기 때문이며 불건전한 욕망을 부채질 하면서도 건전한 욕망은 충족의 길이 막혀있기 때문이다.

우리나라 주부들이 돈벌이로 길에 나서게 된 것은 광복 후 남편들의 봉급이나 수입으로는 가계를 꾸려 나가기 어려운 경제 상황에서 유래된다. 물론 여성해방 사상, 남녀평등 사상도 한몫을 차지했다고 볼 수 있다. 동기로 봐서는 옛날에 길쌈이나 바느질 등과 같은 실패의 여지가 없는 착실한 노동으로 살림을 돕겠다는 것과 다름이 없다. 또한 '계'라는 것이 생겨나서 대개의 경우에는 건전한 목돈 마련을 위한 저축과 대부(貸付)의 역할을 했다고 볼 수도 있다. 그러나 일부 부인네들은 이번의 사고처럼 욕심이 지나쳐서 목돈 마련보다 한걸음 더 나아가서 일확천금의 옳지 못한 욕망으로 계를 동시에 여러개 든다든지 액수가 큰 계를 조직했지만 계가 깨지자 정신병 발작 또는 자살을 기도하는 일들을 많이 볼 수 있었다. 물론 당시에도 대부분의 주부들은 착실하고 알뜰한 살림살이를 해온 것이 사실이다.

더불어 나타난 것이 부동산 투기 바람이다. 이것은 관청, 복덕방, 부동산 업자들이 부채질을 했다고 볼 수도 있다. 집을 사서 수리를 하여 좀 비싸게 파는 것, 이 정도는 문제 될 것이 없다고 할 수 있다. 그러나 복덕방이 처음에는 돈을 벌게 해서 마음을 들뜨게 해놓고 끝판에 가서 왕창 손해를 보게 하는 수법이 많았다. 처음에 몇 번 돈을 벌게 해 주었기 때문에 덮어놓고 복덕방을 믿고 지적도도 떼어보지 않고 땅을 샀는데, 그 후 지적도를 떼어 보니 재산으로서 가치가 없는 땅이었다는 것을 알게 되는 경우도 있다. 이것은 주부들이 사회의 현실을 모르기 때문에 생기는 사고다.

어떤 청년은 정신병이 발작해서 여러 해 동안 몇 군데 병원에서 치료를 받았지만 완치가 되지 않자 치료했던 의사가 그 환자를 나에게 보낸 일이 있다. 이 청년의 부모는 직업이 모두 의사였는데 부친이 작고하자 가세가 기울기 시작했다. 그러자 어머니가 어떤 사람이

농협 직매소를 하기 위한 담보로 집을 빌려 주면 쌀을 이자로 주겠다고 해서 집문서를 주었다가 수천만 원짜리 집 두 채를 날렸다며 어머니를 원망하는 말을 되풀이 하고 있었다. 이 어머니처럼 눈앞의 이익만을 생각하고 뒷일을 신중히 생각하지 못하는데서 이런 일이 벌어진다.

어떤 부인의 경우 아버지는 원래 부유한 의사였고 남편은 일본의 일류 대학을 나온 교수로 자유당 시절 집안의 배경으로 거액의 돈을 대부받아 집을 여러 채 지었는데 사는 사람이 없어 은행 이자만 불어나는 바람에 부모에게서 물려받은 집까지 날리고 셋방살이로 전락하게 되었다. 종래에는 사기죄로 고발을 당해서 검찰로부터 조사를 받게 되었으나 제자들의 동정으로 기소 되지 않고 무사히 넘어갔다는 얘기를 들은 적이 있다. 어떤 교수의 부인도 집을 한 채 날리게 되었는데 이것은 다른 사람이 돈을 빌리는데 보증을 서다가 그렇게 되었고, 어떤 교수도 부인이 돈을 벌겠다고 남편이 모은 돈 수백만 원을 투자 한다고 해서 없앤 일도 있다. 어떤 친구는 정년퇴직을 해서 생긴 퇴직금을 늘린다고 부인이 지인에게 빌려 주었다가 고스란히 날린 경우도 있다.

어떤 사람은 처음 치료를 시작할 때에는 집문서·인감도장·예금통장·현금을 모두 부인에게 맡기고 자기는 돈만 버는 그런 생활을 하고 있었다. 치료를 하면서 하나 둘씩 부인으로부터 통장을 회수하기 시작하자 부인이 어지럽다, 머리가 아프다, 소화가 안 된다는 등 여러 가지 노이로제 증상을 보여 여러 번 남편이 권유해 몇 번 치료를 받은 일이 있다.

이 환자의 경우는 자기가 그런 일들을 처리할 자신이 없어서 일체의 금전이나 재산의 관리를 아내에게 맡기는, 말하자면 자기는 어린아이고 아내는 어른이어서 완전히 아내에게 의존하고 매달리고 있는 자기를 발견하고 자기의 권한을 도로 찾게 되었던 것이다.

물론 남자들도 인격이 미숙하고 사회 경험이 부족하고 의존심과 욕심이 많아서 재산 관리에 실패하는 경우도 많다. 그러나 상대적으로 보면 남편이 나이도 많고 사회 실정을 더 잘 알고 있는 것이 사실이다. 그렇기 때문에 봉급생활하는 사람이 월급을 아내에게 맡기고 살림을 하게 하는 것은 무방하나 사업을 한다거나 수입이 많은 사람이 거액의 돈을 주부에게 맡기는 것은 사고를 일으킬 위험이 많다고 하겠다.

사람이란 자기의 그릇에 따라 재산이나 금전을 관리할 능력의 한계가 있으며 그 한계를 넘어서면 패가망신을 면치 못하게 된다. 그렇기 때문에 세상물정을 모르는 남자들, 어린 사람들, 과부들은 재산관리에 대한 후견인이 필요하고 주부들도 사회 현실을 알려고 하는 노력이 필요하며 또 잘 아는 사람들의 지도가 필요한 것이다.

정신병 치료와 가정

작년에 작고한 대선배 정신과 의사가 옛날에 학생들에게 신세한탄 비슷한 것을 얘기했다고 학생들을 통해 들은 일이 생각난다. 환자들이 외과 의사는 수술을 한 번만 해 주어도 평생을 생명의 은인이라고 고마워하는데 정신과 의사는 길에서 만나도 외면을 하고 아는 척도 않는다는 것이다. 이러한 일은 특히 전기치료나 약물치료만을 주로 받은 경우에 그렇다. 첫째 정신과 의사를 안다는 것을 남이 알면 자기가 정신병 환자였다는 것이 탄로가 날까봐 두렵고 정신과 의사에 대해서는 별로 친근감도 없다. 때로는 적대적인 감정을 가지고 있는 경우도 많다. 그러나 정신 치료를 해서 효과를 본 환자의 경우에는 내가 모르고 지나가도 선생님! 하면서 노상에서 반갑게 인사를 한다. 이러한 경우에는 의사에 대한 감정이 좋고 고맙다는 생각이 있기 때문이다. 그러나 정신 치료를 받은 환자라 하더라도 의사에 대한 전이 감정-부모에 대한 감정전이가 의사에게 무의식적으로 느껴지는 것-이 적대적인 상태에서 치료를 중단했을 경우에는 평생 그 의사를 욕하고 다니는 경우가 있다.

내게 정신 치료를 받고 있는 환자들 중에 반수 이상의 환자 가족은 나를 적대시하거나 원망을 한다. 정신병의 원인은 부모 형제나 배우자, 가까운 집안사람들에 대한 감정 정리가 되지 못해서 생기는 것이기 때문에 치료 도중에 그러한 감정이 격화될 때에는 의사가 싸움을 붙인다고 가족은 생각한다. 정신 치료가 무엇인지 모르기 때문에 마지못해 치료비를 줘서 치료비를 탈 때마다 당하는 모욕감 때문에 치료를 받지 못하는 경우도 있다.

얼마 전에 어떤 사람이 8년 전에 정신병에 걸려서 모 의과대학 병원의 레지던트에게 3년 동안 정신 치료를 받아 치료의 효과를 보았으나 여전히 공포·불안·망상이 떨어지지 않아서 내게 왔다. 처음에는 일주일에 한번 나중에는 이주일에 한 번씩 치료를 받다가 많이 좋아져서 마누라가 하도 조르는 바람에 치료를 중단했다. 이 환자는 이제 겨우 망상을 벗어난 상태이고 병이 근본적으로 나을 수 있는 토대가 마련된, 식물 같으면 겨우 싹이 돋아 오르는 시기로 절대 재발하지 않을 수 있는 중대한 시기였다. 그래서 조금이라도 이상하면 곧 연락을 하라고 일러두었다. 그러나 마음을 놓을 수는 없었다.

몇 해 전에 모 의과대학을 다니던 학생이 나에게 3년 동안 정신 치료를 받은 일이 있다. 이 학생은 위로 누이가 둘이 있는 외아들이었으며 아버지도 의사고 외아들이었다. 이 학생의 경우도 원인이 부모와의 정서적인 관계, 말하자면 부모와 의사소통이 전혀 되지 않은 데서 발생한 문제였다. 그래서 처음부터 부모를 모셔오라고 해도 부모가 잘 오지 않다가 아버지는 한 번 어머니는 두 번쯤 왔을 뿐 늘 부모는 치료를 반대하고 있었다. 사실 나는 부모와 관계가 좋아지도록 노력하고 있는데 부모는 모든 것을 아들을 위해 희생하고 있다고 생각하고 있고, 아들은 의사만 믿고 부모하고는 안 통한다고 하니 의사에 대해 질투심 내지 적개심이 솟구쳐 올랐다고 볼 수 있다. 이런 경우에는 부모를 치료해야 하나 부모 자신이 자기의 잘못을 반성할 의사가 없기 때문에 이것도 저것도 불가능하다.

치료를 받고 2년 가까이 되었을 때 이 학생은 하루는 아버지 보고 당신 아들이 이 선생님 때문에 이렇게 좋아졌으니 한번 감사의 인사를 가자고 했더니 화를 벌컥 내면서 내가 쓴 책을 갈기갈기 찢더라고 했다. 그 후 계속 치료를 받았으나 학교를 졸업하고 인턴이 된 후에는 오지 않았다.

대부분의 노이로제 정신병은 가족 특히 부모나 배우자의 협력 없이는 치료되기 어렵다. 원인이 거기에 있기 때문이다. 전기치료나 약물치료만으로는 근본적인 치유가 되지 않기 때문에 환자에 대한 정신 치료나 가족 간의 이해와 대화 관계를 개선하는 가족 치료가 필요하다. 내가 보아서 환자는 고칠 수가 있는데 가족을 어떻게 할 수가 없어서 성공을 보지 못하는 경우가 많다. 치료에 성공한 경우는 고등학교 때 발병해서 치료 끝에 현재 전문의가 되어 곧 외국유학을 앞둔 사람이 있다. 이 사람의 아버지도 의사인데 자기 문제에 대한 통찰은 약하지만 정신과 의사로서 나를 믿기 때문에 치료가 그 정도로 가능했던 것이다. 또 거의 동시에 입원을 하고 같은 시기에 퇴원해서 현재 만 3년을 통원 치료 받고 있는 두 사람이 있다. 이 두 사람도 처음 다섯 달은 자신이 치료의 의미를 충분히 모르기 때문에 병원에 오기를 꺼려했었다. 이 기간 동안 가족이 병원에 가야된다고 했기 때문에 성공한 경우다. 따라서 정신병의 치료는 환자의 신뢰만 가지고는 완치가 어렵고 의사가 환자 가족의 신뢰도 얻어야만 성공적인 치료가 가능하다.

붕괴되는 전통 가족관

우리나라는 원래 동양 삼국 중에서도 가족에 대한 관념이 가장 깊은 뿌리를 내리고 있는 곳이다. 중국의 가장 오래된 자전(字典)인 『설문해자(說文解字)』나 20세기에 이르러 갑골문의 연구에서도 밝혀진 바와 같이 한자로 사람 인(人)자는 인(仁), 이(夷), 시(尸)와 통한다고 되어 있다.

원래 인(人)은 동방 족을 지칭하는 고유명사였던[人方] 것이 동방 족이 서방 족인 한족보다 선진문화를 가졌기 때문에 '인'자가 인류 전체를 지칭하는 보통명사가 되었다는 중국학자의 연구가 있다. 동방예의지국, 홍익인간, 인내천(人乃天) 등에서 우리 민족의 특징은 사람 인(人)자로 통하고, 공자가 가장 신봉한 성왕 순(舜)도 동이인으로 맹자(孟子)에 명기되어 있다. 이렇게 보면 유교의 근원이 동이(東夷)의 생활 정신이라는 것을 감지할 수가 있다. 유교의 근본정신은 공자가 말한 바와 같이 인(仁)이고, 인의 근본은 효제(孝悌) 즉 가족 관계 다시 말해서 부모 형제 관계를 바로 세워 부모 형제가 아닌 모든 인간에게 미치게 한다는 것이다.

근대의 언론인 문일평이 일제 강점기에 지적한 바와 같이 기계 문명이 가족제도에 미치는 변화는 참으로 놀랄 만한 것이다. 한국과 같이 가족주의 위에 서 있는 사회에 가족제도의 변화는 온갖 변화를 의미하는 것임을 알아야 한다. 마찬가지로 가족주의 문화라 하더라도 일본은 가족주의와 국가주의가 병행하고, 중국은 가족주의와 개인주의(오늘날의 개인주의와는 다소 다르지만)가 병행하지만, 한국에 있어서는 어디까지나 단순히 가족주의로서 시종하였을 뿐이다. 몇천 년 동안의 한국사는 가족제가 중심이었다. 중국은 개인주의, 일본은 충군애국과 가족주의가 병행하였지만은 한국은 가족주의로 일관하였다 함은 군신(君臣)도 부자지간이요, 임금으로부터 아래는 천민에 이르기까지 전 국민이 한 가족이었던 것이 중국이나 일본과 다른 점이다.

일반적인 의미의 가족제도는 전 세계가 공통점을 지니고 있었다. 그러나 산업혁명으로 인하여 남녀평등, 계급타파의 사상이 공산국가나 비공산국가를 막론하고 만연되어 전통적인 가족관, 가족 관계의 붕괴를 가져오게 되었다. 공산주의도 산업혁명 이후 자본가의 노동자에 대한 지나친 착취에 대한 반동으로 일어난 것이기 때문에 가족제도의 붕괴는 산업혁명이 근본원인이라고 본다. 농경·수공업 사회에서는 생산 자체가 긴밀한 가족제도를 필요로 했지만 산업사회에서는 생산 활동에 가족이 직접 기여하는 바가 없기 때문이다.

앨빈 토플러가 지적했듯이 확대(대가족) 제도는 제1 문명인 농경·수공업 시대에 적합한 가족제도이고, 핵가족 제도는 산업혁명 이후의 제2 문명에 적합한 가족제도라 할 수 있다. 토플러는 이미 도래한 제3 문명인 전자·정보 시대의 문명이 가족제도에서도 변화를 가져온다고 지적하고 있다.

남편이 일하고 아내가 가정을 지키며 두 아이를 기르는 가족을 핵가족이라고 규정하고, 미국인의 몇 퍼센트가 이러한 가정에서 생활하고 있는가를 조사해 보면 7퍼센트에 지나지 않는다. 이미 93퍼센트의 사람들은 제2 물결이 이상적으로 생각한 가족 형태로부터 이탈했다고 지적한다. 독신 생활이 증가하여 성인 인구의 25퍼센트에 달하고 있고, 이와 관련된 주택 기타 산업들이 등장하고 있다. 또한 동거가 급증하고 있다. 나와 친분이 있는 미국의 몇몇 교수들의 딸들이 집을 나가서 동거 생활을 하고 있다고 하는데, 그중의 어떤 친구는 2년 가량 동거를 하고 있는 딸에게 언제 결혼을 할 것인가라고 물었더니 생각해 봐야겠다고 대답하여 내게 푸념한 적이 있다.

미국에서 1970년 현재 18세 미만의 자녀와 동거하는 사람은 1/3 정도이다. 30세 미만의 결혼 경험이 있는 여성으로 자녀가 없는 여성이 1950년에는 20퍼센트이던 것이 1975년에는 32퍼센트로 15년 사이에 60퍼센트가 급증했다. 유럽이나 미국에서는 무자녀 가정화하는 조직도 있고, 자녀를 갖지 않으려는 경향이 자본주의 국가뿐만 아니라 공산주의 국가에서도 같은 현상을 보이고 있다고 한다.

또한 편부모 자녀가 증가 추세에 있다. 영국에서는 10세대 중 1세대 꼴이고 그중에 편부 세대가 1/6이다. 일단 재혼이 늘어나자, 토플러가 『미래의 충격』이라는 저서에서 사용한 '집합 가족'이 늘어나고 있고, 가까운 장래 아이들의 25퍼센트는 이러한 가정에서 양육될 것으로 추정하고 있다. 이것은 이혼한 남녀가 서로 아이를 데리고 재혼함으로써 생기는 가족 형태를 말하는 것이다. 토플러는 미래의 가족은 어떤 일정한 가족제도가 있는 것이 아니라 다양한 가족 형태가 생기는 과정에서 적응의 어려움을 예상하고 있다.

우리나라의 경우에도 외국에서 일어나는 변화의 물결이 밀려오고 있다. 사회 조사에 의하면 가족의 80퍼센트가 부부 가족이고, 직계가족이 18퍼센트, 준확대가족이 2퍼센트로 나타나고, 자녀들과 살지 않는 노인이 늘고 있다. 결혼식을 올리지 않고 동거를 하는 경우가 늘고 있지만 이것은 유럽이나 미국처럼 실험 결혼적인 현상이라기보다 경제적으로 하층에 속하는 남녀들이 동거를 하는 경우가 많은 것 같다.

우리나라의 가족제도는 고려시대까지는 동성혼, 근친혼이었고, 외손이나 친손의 구별이 없고 16세기까지도 제사를 돌아가면서 지내던 것이 이제는 근친혼뿐만 아니라 동성동본도 결혼이 허용되지 않는다. 고구려 이후 조선시대의 세종조까지 내려온 데릴사위[婿留婦家] 제도는 남녀의 차별, 외손과 친손의 차별이 없었다. 그것은 사위가 장가를 들어 자식이 장성할 때까지 처가에서 생활하기 때문이었다. 재산상속도 균등했으나, 17세기부터 이러한 데릴사위의 기간이 짧아지고 제사를 장자봉사(長子奉祀)하는 고정화에 따라 남녀차별, 외손과 친손의 차별, 장자와 지차(之次)의 차별이 생겼다고 한다.

그러므로 우리를 지배하고 있는 전통적인 가족관은 제사는 장자가 모시고 따라서 재산상속도 제일 많이 받고, 재산상속에서는 여식이 제외되고, 근친혼은 말할 것도 없이 동성동본은 혼인할 수 없고, 재산 상속을 제일 많이 받기 때문에 부모는 장자가 모신다는 것이다.

그러면 현재 이러한 전통적인 가족관은 어떻게 변해가고 있는가? 이것은 지역과 연령, 남녀, 사회계층에 따라서 차이가 나겠지만 민법의 개정으로 재산 상속이 장자와 지차와의 차이가 적어지고 여식에게도 배당됨으로써 이에 따른 변화가 야기되고 갈등도 없지 않다. 그러나 대부분은 큰 마찰 없이 상속이 이루어지고 있다고 보여진다. 그러나 부모를 장자가 모시지 않고 경제력이 나은 차자가 모신다든지 부모가 자녀들이 주는 생활비나 자신의 수입으로 생활하는 경우 많은 재산을 장자가 부자 상속하고 동생들에게도 별로 나누어 주지 않아 갈등을 일으키는 경우도 있다.

대체로 가족이나 친척의 유대가 조선조 때 있던 문중의식, 친척 관념에서 약화, 소원해지고 있다. 조카를 데려다 공부를 시키는 것이 당연치 않은 것으로 되고 있다. 새로운 세대들은 결혼을 해서 상당수가 시부모를 모시기 꺼려하고 있지만, 모시기를 희망하는 수가 많은 것도 사실이다. 그러나 많은 시어머니나 며느리들이 서로 갈등상태에 놓여있다. 이것은 며느리의 시집살이에 대한 결혼 전이나 후에 친정에서의 교육이나 지도가 부족할 때 더욱 심하고, 시어머니의 인격미숙으로 며느리에 대한 물질적 기대나 종전의 부려먹는 관념이 원인이 되기도 한다.

전통적인 가족관의 이해나 외래적인 관념의 철저한 검토 없이 진행되고 있는 우리들의 가정생활은 여러 가지 문제를 일으키고 있다.

실례를 들어보면, 70대의 어떤 석학이 학회 모임 때마다 잠이 안 온다고 했었다. 시간을 약속해서 한번 진찰하자고 제의했더니, 처음 증세를 호소한 지 2년 후에야 진찰을 받으러 왔다. 얘기를 들어 보니 일제 강점기에 일본에서 가장 우수한 대학을 졸업한 후 줄곧 대학 교수로 근무하다 은퇴하여 학술원에 나가고 있었다. 자녀들을 결혼시키고 부인과 함께 살다가 살던 집을 허물고 신축해서 큰아들 가족과 같이 살기로 합의를 했다는 것이다. 생활 비용을 며느리와 분담하는데, 겨울철 연료비는 자신의 부담이라고 하였다. 문제는 시아버지가 기름 값을 내려고 생각하기 전에 며느리가 미리 와서 재촉을 한다는 것이었다.

여기서 나는 이 환자가 잠을 못 자는 원인을 알 수 있었다. 최고 학부를 나오고 일제 때부터 교수 생활을 하고 있었지만, 부인이 신교육을 받지 못하여 대화의 상대가 될 수 없어 서양 고전음악을 들으면서 마음을 달래어 왔는데 그 음반들을 아이들이 가지고 갔다고 한다. 따라서 서양 고전음악조차 마음대로 들을 수 없고 며느리에게 화도 낼 수 없어 분노를 참은 결과 얻은 병이었다. 만약 그가 화를 낼 수 있는 성격이었던들 병이 나지 않을 것은 분명하나 기름 값을 재촉하는 며느리의 성격이나 부인의 교양이 또한 말이 아닌 것이다.

지금과 같은 과도기에는 가치관의 변동이 당사자의 입장에 따라서 자기에게 유리한 것만 주장하는 경우가 많다. 시부모와의 관계 다음으로 시동생이나 시누이와의 관계에서 나타나는 갈등이 많다. 전통적으로 며느리는 아무리 나이가 어린 시동생이나 시누이일지라도 도련님, 아가씨라고 존대를 하였기 때문에 이런 의미에서는 며느리가 종처럼 최하의 지위에 있었다고 볼 수 있는 면도 있었다. 그렇기 때문에 시동생은 특히 형수에게 어머니가 충족시켜주지 못한 어머니 역할을 기대하는 경향이 있는데, 요사이 형수들은 거의 그런 생각이 없어 일어나는 문제들이 많다.

어떤 학생은 시골에서 중학교를 나와 서울의 경기고등학교에 입학했다. 시골에서 경기고등학교에 입학한다는 것은 전무후무한 일이고 옛날이면 장원급제한거나 마찬가지였다. 그런데 경기고등학교에 와 보니 시골 학교에서는 보지도 못한 실험기구를 다루었다. 도시에서 중학교를 나온 대부분 학생들은 어려움이 없는데, 자기는 어떻게 다루는지 알 수 없었다. 형이 마침 결혼을 해서 서울에서 살고 있는데, 부모의 강요에 못이겨 신혼살림을 하고 있는 형과 함께 있게 되었다. 그런데 형수가 전날 먹은 빈 도시락 그릇을 씻지도 않고 그대로 밥을 담아 주기 때문에 도저히 견딜 수 없어 부모에게 하숙으로 옮겨 주도록 요청했으나 거절당했다. 그 후 일류 대학을 다니면서도 공부가 되지 않아 졸업을 해서도 몇 해가 지났는데 면허시험에 합격도 못하고 치료도 제대로 못하고 있다.

가족의 태도는 치료에 대해서도 마찬가지로 철저하게 본인을 이해하려는 자세가 되지 못했다. 처음에 약간 호전되자 그 후에는 치료의 필요성을 느끼지 못하여 환자는 회복을 못하고 있다. 이 경우는 부모가 전통적인 가족관을 고수하고 형수는 개인주의적인 가족관을 고수하기 때문에 환자는 중간에서 제물이 된 셈이다.

해방 후 한국 사회에 올바른 질서가 확립되지 못한 상태에서 서구 문물이 수용되어 여러 가치관의 혼란이 일어났다. 그중 형제에 대한 관념의 변화로, 전통적으로는 형제를 처자보다 우선하는 경향이 있었으나, 지금은 거꾸로 되지 않았나 생각한다.

십여 년 전에 모 대학 남학생이 정신분열증으로 입원한 일이 있었다. 이 학생은 외아들인데 아버지는 좋은 대학을 나와서 회사에 근무하고 있었다. 일본에서 사립대학을 나온 큰아버지가 사업에 실패하여 환자 집에 큰집 식구가 더부살이를 하게 되었다. 환자는 자기 방이 없어지고 이리갔다 저리갔다 하는 신세가 되었다. 또한 어머니의 배다른 남동생이 외아들을 너무 방종하게 길러서 독립을 못하고 방탕한 생활을 하는 것을 보고, 환자의 어머니는 환자를 너무 엄격하게 교육했기 때문에 정신병이 된 것이었다. 환자의 처지를 아무도 몰라준 셈이다. 아버지는 선량한 사람이라 전통적인 가족 관념을 잃지 않음으로써 외아들이 희생된 것이다.

우리가 형제간에 지켜야 할 것은 우애이지만 이것은 어디까지나 서로가 짐이 되어서는 안 되고, 처자에 대한 책임을 고려하지 않으면 안 된다는 것을 보여주는 예다. 근래에 흐려지는 형제간의 서열은 최근 미국의 가족 치료 연구에서도 밝혀진 바와 같이 절대 필요한 것이다. 왜냐하면 가정과 사회의 질서와 평화는 각자의 위치가 분명하고 남의 자리를 침범하지 않는 데에 있기 때문이다.

부모와 자녀들과의 관계는 원래 부자자효(父慈子孝)라고 하지만 인격적으로 성숙된 아버지가 아닌 경우에는 엄하지만 자애롭지 못한 경우가 있다. 그러나 대체로 아버지는 엄하면서 자애롭고 어머니는 자애로우면서 절도를 유지하는 편이었다. 그러나 요즘은 남녀평등이다, 가정의 민주화다 해서 아버지의 엄한 면이 약화되고 오히려 어머니가 엄하게 되는 경향도 보인다. 아이들에게 부모가 보지 않는 곳에서 엄마 아빠 중 누가 더 좋은가 물어보면 아빠라고 대답하는 경우가 대부분이다. 이것은 아버지보다는 어머니가 더욱 엄하기 때문이다.

또한 요즘 젊은 부모들은 이전의 세대에 비해서 가정이나 학교, 사회에서 받은 인격교육이 부실해서 인격이 미숙하며 대부분 부모 노릇을 어떻게 하는 것인지 준비가 안된 상태에서 결혼을 한다.

남자아이와 여자아이를 차별하는 문제는 사회계층에 따라서 다르겠지만 오히려 남자아이가 양보하고 여자아이가 더 득세하는 경향도 없지 않다.

어떤 대학생은 대학원에 다니는 누나가 집의 승용차를 자기 차라고 해서 불쾌하다고 항의를 하였다. 부모가 누나의 차가 아니라고 부인했지만 내용적으로 누나의 차인 것 같은 생각이 들어 여전히 불쾌하다고 한다. 일반적으로 여성들은 감정적이라 공정성이 결여되는 수가 많다. 아버지의 존재는 가족에게 공정성을 확보해 주어야 한다.

마지막으로 모든 인간관계의 시작인 부부 관계에 대한 관념과 실태를 검토해 보기로 한다. 『주역』에도 남녀 관계는 삼강 즉 군신·부자·부부의 근본이고 모든 일이 여기서 비롯되고 모든 대인 관계가 여기에서 파생된다고 했다. 이것은 미국의 가족 치료 연구에서도 같은 결론이 나왔다. 즉 문제아는 부부가 처음 만났을 때 관계가 잘못된 것이 10년 20년 또는 수십년 후에 나타나고 모든 가족 관계도 부부 관계 여하에 따라 좌우된다. 물론 부모의 부부 관계가 자녀의 부부 관계에 영향을 미치는 것은 말할 것도 없다.

앞서 언급한 것과 같이 부부관이 많이 달라지고 있는 것이 사실이다. 옛날에는 정실 이외에 첩을 두는 것이 당연시 되었으나, 일부일처제가 확립되어 감으로써 부도덕하게 여겼다. 옛날에는 내외가 엄격해서 여자는 집안에만 있고 부득이 외출할 때에는 얼굴을 가리고 다니던 것이 지금은 오히려 집안에 들어앉아 있는 것이 이상할 정도다.

잘못된 여권신장의 결과, 남편이나 자녀에게 피해가 오는 경우를 본다. 부동산 투기나 투자를 잘못해서 시부모가 사준 집을 날리는 경우도 있다. 대체로 이런 여자들은 판단력이 부족하고 욕심이 많고, 남에게 지기 싫어하며, 자기가 남이나 남편보다 똑똑하다고 생각하고 있다. 실제로 똑똑한 면이 있지만 최대의 결함은 주변에서 도움을 줄 만한 어른이 없다는 것이다. 누구의 지시나 지배, 억압을 받지 않는다. 그렇기 때문에 파탄에 이른다.

어떤 40대 교수가 가슴이 두근거리는 증세로 찾아온 일이 있다. 진찰을 해보니 원인이 부인에게 있었다. 부인이 차용증서나 계약서도 받지 않고 거금을 빌려 주어 받지 못한 데 있었다. 부인에게 그런 짓을 하지 말래도 말을 안 듣는다는 것이다. 이혼할 각오를 하면 부인도 수그러들 가능성이 있는데 그럴 용기가 없었다. 그래서 나는 부인을 데려오라고 해서 부인에게 설명을 해 주었다.

"당신 남편은 의사이고 대학 교수다. 당신이 돈을 버는 길은 남편이 마음 편하게 건강할 수 있게 도와주고 아이들을 잘 키우는 것이다. 그것을 바르게 하지 않고 돈을 번다고 밖으로 나다니면서 돈을 잃는 것은 남편의 마음을 괴롭혀서 병을 만드는 것이다."

이렇게 설명을 해 주어도 이 부인은 알아듣지를 못한다. 결국 교수는 부인에 대한 의존심 때문에 분노를 표현하지 못해서 가슴이 두근거리는 것이었다.

우리나라의 부부는 노년에 가서는 반려자가 되겠지만 아직까지 부모 형제나 친척과의 유대를 무시할 수 없는 부분이 많이 남아 있다. 현실에 맞는 부부 관계란 다른 모든 대인 관계와 마찬가지로 인격이 성숙해야 올바른 관계를 가질 수 있다.

앨빈 토플러가 말하듯이 제1 물결의 문명인 농업·수공업 시대에는 대가족, 제2 물결인 산업혁명 후의 대량생산 시대에는 핵가족으로 적응해 왔지만, 다가오고 있는 제3의 물결인 전자·정보 시대에는 다시 대가족과 다양한 형태의 가족이 출현할 것이 예상된다. 어떤 문명에서나 건전한 가족이라는 것은 인간 형성과 세계 평화에 절대 필요한 것이라는 것을 우리는 잊어서는 안 될 것이다. 왜냐하면 인간은 가족과의 상호작용에서 인격이 형성되고, 그 바탕 위에서 사회에 나아가 대인 관계를 유지한다. 세계평화도 가족 관계에 달려 있다. 모든 인간관계, 국제 관계도 결국 사랑과 미움으로 귀착되기 때문에 가정에서의 사랑과 미움이 잘 해결되어야 사회의 질서와 세계평화가 가능하다. 육친의 부모가 심히 병들어 있을 때에는 건강한 타인이 진정

한 사랑으로써 아이를 기르는 것이 좋지만 역시 육친에 의해서 길러
지는 것이 더욱 바람직할 것이다.

그렇기 때문에 육친 아닌 사람들로 구성된 여러 가족 형태가 미래
에는 있을 수도 있겠으나, 그것은 하나의 변태적인 것이지 주류를 이
루는 정상적인 형태는 아닐 것으로 생각된다.

청소년 문제

광복 후 비행소년이나 소년범죄가 증가하더니 지난 몇 년 전 부터는 포악한 10대의 범죄, 학생 범죄가 더욱 늘어나고 있다. 과거 특히 광복 전에는 일본에 항거하는 맹휴(盟休)나 그런 사건이 주(主)고 나쁜 버릇은 일본 사람들에게서 배운 패싸움이 고작이었는데 지금은 국무회의에서 국무총리를 위원장으로 하는 청소년문제대책위원회를 설치하기로 의결을 하게 된 지경에까지 오게 되었다.

20년 전만 해도 오늘날과 같은 정도로 문제가 심각해지리라고 예상을 못했다. 청소년의 비행이나 범죄는 해방 당시의 청소년과 그 이전의 청소년을 비교해 보면 문제의 원인에 대한 사회적 관점에서 실마리를 잡을 수 있을 것으로 생각한다. 지금 60전후의 세대를 보면 그 사람이 어떤 직업에 종사하고 있든 간에 폭력성이 짙은 사람이 다른 세대보다 두드러지게 많은 것을 볼 수가 있다. 이 세대는 일제 강점기에 초등학교에서 일본 말만 쓰라는 강요를 받았고, '근로봉사'란 노력 동원[勤勞動員]에 동원되고, 식량과 일용품이나 과자가 귀한 일본의 전시(戰時)에 어린 시절을 보냈다. 또한 광복 후에는 좌우 다툼에 휘말리고 6·25전쟁이 터지자 입대하여 갖은 고초를 다 겪은, 말하자면 인격 발달이 순조롭게 이루어질 수 없는 환경에서 자란 불행한 세대라고 볼 수 있다. 즉 꾸준한 보살핌이 없었고 따뜻한 환경이 결여되었던 것이다. 범죄가 유전적인 또는 선천적인 소질과 관련 있다는 학설이 예나 지금이나 있지만 확증된 것은 없고, 건전한 인격이 길러지려면 부모나 부모 대리자, 특히 어머니의 사랑이 근본이 되고, 자녀가 할 수 있는 것은 자녀에게 맡기고 능력이 모자라는 일은 잘 이끌어 주어 혼자 힘으로도 할 수 있게끔 도와주는 그런 사람이 필요하다.

요사이 문제되고 있는 세대들이 자라난 또는 현재에 자라고 있는 어린이의 환경과 70전후 이상의 세대가 자란 환경에는 엄청난 차이가 있다.

사람이란 기계와는 비교가 되지 않지만 아무리 좋은 기계라 할지라도 어느 한 부품이라도 빠지면 작동을 하지 못하고, 어떤 부품은 없어도 평상시에는 아무런 지장이 없다가 비상시가 되면 작동이 되지 않는 수가 있다. 지금은 경제 부흥이다, 가난을 극복한다, 경제성장이다 해서 과거의 부족한 점을 보충하려는 열의가 지나쳐서 그 이전에 다른 나라에서는 부족하고 우리나라에는 풍부한 것을 소홀히 한 결과 오늘날과 같은 청소년 문제가 발생하고 있다.

이러한 청소년 문제를 다루면서 그들의 마음속 깊이에서 우러나오는 소리에 귀를 기울여 보면 그들의 '성장 과정', 그들의 생활에서 갖가지 '부재(不在)', '일방통행', '강요', '방치(放置)', '몰이해', '대화가 없는 것' 등등이 특징이다. 특히 그들의 입으로 나오는 절실한 호소는 부유한 가정일 경우에는 부모는 좋은 옷, 좋은 음식, 일류 학교에만 관심이 있지 집에 오면 정신적인 교감은 이루어지지 않는다는 것이다. 어떤 여대생의 경우 뭐든지 부수면 아버지가 아무 말 없이 새것을 사다 놓고 돈은 무한정 주지만 정신적인 것이 하나도 없다고 했다.

이러한 문제들은 정신병이나 신경증과 달리 완치하기 어렵고, 본인이나 부모가 관심을 갖지 않는 행동 장애, 인격 장애이기 때문에 치료에 더욱 문제가 된다. 원인은 크게 보면 한마디로 지금 전 세계를 휩쓸고 있는 문화가 서양 문화이고 이 서양 문화는 특히 르네상스 이후에 인간의 욕망을 해방시키고 욕망 충족이 최고의 행복이란 전제 위에 서 있기 때문이다. 서양 문명이 가는 곳마다 원주민의 멸종이나 감소, 심신의 질병, 사회문제 등 한마디로 말해서 파괴가 있었다. 미국의 맘포드란 사람은 과거 몇 백 년의 서양의 역사는 야만과 파괴의 역사라고 표현한다. 이것을 더 구체적으로 말하면 개인주의, 관계와 대화의 단절, 비인간화, 기계화, 물질주의, 욕망의 해방과 자극, 물품 생산과 판매를 위한 광고 선전으로서 없었던 욕망을 생산해내는 것, 공업화, 도시화, 서양식 평등사상 등등이다.

한마디로 말하면 근본적인 원인은 서양 문명을 맹목적으로 숭상, 도입하는 데 있고 이렇게 된 원인을 거슬러 올라가면 조선말에 침략적인 서양 문명과 그의 아류(亞流)인 일본 문화에 있다. 이것이 곧 일본을 모방하려다 도리어 일본에 병합된 데 대한 패배 의식을 청산하지 못했기 때문이고 정신분석에서 말하는 공격자와의 동일시(同一視)이다. 우리 문화를 보존하려는 많은 지도층의 노력이 일제에 의해 말살당하고 그렇지 않은 층이 지도하는 경향이 짙어져 왔기 때문이요, 광복 후에는 과거의 이러한 바탕 위에 서양 문화의 새로운 직접적인 접촉과 수입 그리고 일본과의 새로운 접촉이 근본 원인이라고 볼 수 있다.

오늘날의 서양 문화나 이 문화의 침식을 받은 우리 문화는 작고한 영국의 역사가 토인비가 지적한 바와 같이 인간이 자연과 유리·대립이 되고 인간의 성실성 상실이 제일 큰 문제다. 청소년 문제의 해결은 가정이나 사회 인류 전체의 순화(醇化)없이는 이루어질 수 없다. 우리로서는 서양 문화의 병독에 오염되는 것을 막고 우리의 건전한 전통문화를 회복시켜야 한다. 어른을 공경하고 어른은 아랫사람을 이해하고 사랑하고 지도하고, 꾸짖는 이웃이나 모르는 사람도 내 부모형제와 같이 대하고, 청소년이 잘못하면 누구나 꾸짖고 감시하고 보호하고 사랑하고 가정에서는 가장의 권위가 회복되어야 한다.

인생을 어떻게 살아야 하나

며칠 전 백주에 모 은행에 강도가 들었다가 돈을 빼앗아 달아나는데 강도야! 하고 소리를 질러도 아무도 도와주는 사람이 없어 아직도 범인에 대한 단서를 잡지 못하고 있다고 한다.

원래 우리나라의 전통은 일본이나 중국과도 다른, 임금이나 온 백성이 한 가족과 같이 지내는 가족 문화라는 특징이 있다. 그런데 일본의 식민 통치를 받고 해방 이후는 서양 문화에 압도되어 우리 것은 무조건 나쁘고 서양 것이 좋다는 열등감에서 특히 어른들, 각 분야에 있는 지도층이 앞장서서 외래문화의 앞잡이 노릇을 해 온 결과 대가족 제도는 나쁘고 개인주의가 더 좋은 것이고 남의 일에는 간섭을 않는 것이 문화인이라는 이상한 풍조들이 보급된 탓에 일어난 폐단임을 이 사건은 상징적으로 표현하고 있다고 볼 수 있다.

우리는 우리의 좋은 것들을 헌신짝처럼 버리고 있는 반면에 서양 사람들은 우리의 이러한 전통을 좋아하는 모습을 보이고 있다. 미국에서는 남남끼리 모여서 공동생활을 하는 대가족 제도 운영을 꾀하고 있다. 가령 이웃의 젊은 부부들이 직장에 출근을 하거나 외출을 할 경우 그 집 어린이들을 돌보는 따위이다. 그런데 원래 사고방식이 개인주의적인 성향이라 소기의 성과를 거두지 못하고 실패하는 경우가 많다고 한다.

연일 매스컴을 통해 흘러나오는 내용이 소년범죄가 늘고 있으며 범죄 성격도 더욱 포악해지고 있다는, 또 도시에 가출 아동이 많은데 이러한 경향은 부모의 무관심 때문이라는 것이다. 이러한 소년범죄, 가출 아동 문제 등은 우리나라 사람들의 정신 건강이 잘못되었음을 의미한다.

우리는 옛날부터 사람이 되는 것을 지상 목표로 삼아왔다. 아무리 공부를 잘하거나, 기술이 좋더라도 사람이 바로 되지 못하면 오히려 공부나 기술이 없느니보다 못하다고 보아왔다. 동방예의지국이니 군자지국으로 불리어 왔다. 군자란 가장 사람다운 사람을 말하는 것이고, 정신이 건강한 사람이요, 인격이 성숙한 사람이요, 마음이 깨끗하고 바른 사람을 말하는 것이다.

스위스의 유명한 정신 치료의 '융'은 일찍이 그의 저서에서 동양 사람은 문명인이고 서양인은 야만인이기 때문에 유럽 사람이 동과 서의 다리가 되어야 한다고 했다. 그러면서 동양 사람들은 사물의 본질부터 따지고 들어가는데 서양 사람들은 목적이나 본질보다는 방법 즉 수단과 방편에 집착한다고 했다. 그러면서 '미친 사람이 바른 방법을 사용하면 미친 결과가 나온다'는 중국의 격언을 인용하고 있다. 그리고 중국인이면 누구나가 다 아는 인격이나 관계를 서양 사람에게는 인식시키기가 매우 어렵다고 개탄하고 있다.

정신 건강이란 자기 위치를 찾고 잘 지키는 것이고, 남에게 침범을 당하지도 않고 침범을 하지도 않고, 남에게 불필요한 간섭을 받지도 않고 남에게 하지도 않는 것이며, 자기 책임을 다하는 것이고 바른 관계를 맺는 것이다. 그러나 우리나라의 경우를 보면 서양 사람들이 겨우 20세기에 와서 눈을 뜨고 노력하고 있는 이 정신 건강의 원리를 버리고 서양의 잘못된 것을 근대화란 미명(美名)아래 수단인 기술이나 물질을 인격이나 인간관계보다 우위(優位)에 둔다. 그 결과 오늘날에 보는 바와 같이 정신병, 노이로제, 소년범죄, 학생 범죄, 그리고 사회 부조리의 급격한 증가를 초래했다. 이것을 시정하기 위해서 근래에는 전통문화를 가꾸어 나가자는 운동이 정부나 민간에서 일고 있다. 이 운동의 건전한 발전과 성공은 유일한 해결책이지만 지도층이나 학자들 등 많은 사람들이 서양문화에 도취되어 있기 때문에 문제는 간단하지 않을 것으로 본다.

서양 사람들이 20세기에 와서 정신분석 치료를 통해 알아낸 것은 우리 조상들의 생각이 다 옳았다는 것이다. 즉 국제분쟁의 원인은 자라날 때 가족 관계가 잘못된 데 있고, 가족 관계가 사회 관계를 결정한다는 것이다. 이것은 우리의 사회에서 흔히 집 밖에서 하는 행동을 보고 가정환경을 판단하는 것과 같다. 즉 행동거지를 통해 막내로 자랐다, 장남이다, 새어머니 밑에 자랐다, 또는 어떤 성격의 부모 아래

자랐다는 등등을 알 수 있다는 것이다. 이는 유교에서 말하는 '수신제
가치국평천하(修身齋家治國平天下)'의 정당성을 입증해 주고 있다. 그리고
가족 치료의 연구 결과 문제아는 그 부모에게 문제가 있다. 처음 만났
을 때 잘못된 관계 밑에서 자란 아이는 부모의 비뚤어진 남녀 관계,
부부 관계에 자신을 맞추어 나가다 보니 자신도 모르게 비뚤어지게
되는 것이며, 정신병, 노이로제, 소년비행 등의 원인이 되기도 한다.
이것은 '남녀자 삼강지본 만사지선야(男女者 三綱之本 萬事之先也)'라는 말
이 증명해 주고 있다. 모든 인간관계는 남녀 관계에서 파생되어 나온
다는 것이다. 다시 말하면 세계평화는 모든 남녀 관계, 모든 부부 관
계가 바로 되어야만 가능하다는 결론이다. 이러한 관점에서 현재 세
계적으로 문제되고 있는 남녀 문제나 남녀평등권, 여권문제가 바로
되어야 할 것이다. 한편 미국에서는 남녀평등권 법안에 반대하는 운
동이 일어나 성공을 거두기도 하였다. 반대하는 이유는 만약에 남녀
평등법안이 통과되면 남자는 남자끼리 여자는 여자끼리 결혼하는 일
도 가능해 질 것이고, 대량의 여성이 군에 입대하게 되고, 가정이나
가족도 없어지고 마침내 미국은 폐허가 되고 만다는 까닭이다.

결국 가족 치료 연구의 결과는 건강하고 성숙한 인격체로 성장하
려면 남녀의 구별이 있어야 하고, 이 남녀 관계가 상호 보충적인 조
화로운 관계가 되어야 한다.

정신이 건강해야 자존심이 생기는 것이니 결국 다시 부모의 정신
건강으로 돌아간다. 그리고 형제간에 서열이 반드시 있어야 건전한
인격이 길러진다.

신생아 노이로제

20년 전인가 보다. 미국의 모 정신의학 교수가 와서 근대화에 따른 한국인의 정신 건강의 문제가 어떤가를 물은 일이 있다. 내가 왜 묻느냐고 반문을 했더니 그가 말하기를 지금 미국은 야단이라면서 의과대학에서 수련이 끝나는 레지던트를 위해서 교수들이 파티를 베풀어 주었더니 레지던트들은 그동안 수고를 해 준 아내에게 감사한다고 인사를 하고 다음으로 그동안 대화를 할 수 있었던 동료 레지던트에게 감사한다고 인사를 하면서 정작 그들을 지도해 주고 파티를 베풀어 준 교수에게는 한마디도 없더라는 것이었다.

그러면서 정신박약아(精神薄弱兒)의 부모들이라든가 각종 소수집단들이 너도 나도 권리 주장을 하기 때문에 걷잡을 수 없는 형편이라고 한다. 우리나라는 그런 정도는 아니라니까 너희 나라도 곧 그렇게 될 것이라면서 너희도 별 수 없을 것이라는 표정을 지었다.

그러나 15년 전부터는 우리나라에서도 현저하게 그리고 도저히 부인할 수 없을 정도로 정신병이나 노이로제(신경증), 소년범죄가 늘어나고 있다. 한 사람의 환자가 진찰실을 찾아오게 되면 그 집안, 친척에 여러 사람의 환자가 딸려 나온다. 왜 이렇게 갑자기 정신과 환자가 많아지는가? 옛날에도 없었던 것은 아니지만 급격하게 늘어나는 이유는 간단하다. 우리가 경제 성장만을 강조 하고 서양이나 다른 나라를 흉내 내는 데 열중한 나머지 우리의 좋은 생활 방식을 헌신짝처럼 버렸기 때문이다. 특히 경제적으로 여유가 있는 집안의 노이로제 환자들 입에서 자주 듣게 되는 소리는 돈과 먹을 것, 좋은 옷 등 물질적인 것은 무한정 공급해 주지만 정신적인 것은 하나도 없다는 것이다.

어린이나 어른이나 할 것 없이 노이로제나 정신병에 걸린 사람들을 치료해 보면 그 원인이 가정이 가정 같지 않아서 모든 문제가 발생한다는 것을 알 수 있다. 병의 종류가 무엇이든 연령이나 성별을 막론하고 정신이 건강하지 못한 데에는 '허전하다'는 느낌이 자리를 잡고 있다. 모든 증세는 이 허전함을 일시적으로 메우려는 또는 그런 느낌으로부터 도망을 가려는 것에 지나지 않는다. 가정이 가정답지 않으면 어른이나 아이나 할 것 없이 바람이 나지 않으면 병이 난다. 아이들의 바람은 소년비행이다. 혼자 있어도 허전하지 않고 즐겁다면 그 사람은 정신 건강이 극히 좋은 사람이고 도(道)가 높은 경지에 이른 사람이다.

정신 건강이란 옛말로 한다면 도를 닦는 수도요, 마음을 깨끗이 하는 것이고, 감정을 순화시키는 것이고, 부당한 욕심을 없애는 것이고, 인격을 성숙시키는 것이고, 사람다운 사람이 되는 것이다.

그렇기 때문에 정신 건강은 어머니 뱃속에서부터 아니 그보다도 먼저 어떤 사람의 아버지와 어머니가 처음 만났을 때부터 시작된다. 근년에 가족 치료의 경험을 통해서 알게 된 사실은 아버지와 어머니가 처음 만났을 때 잘못된 관계가 바로 잡히지 않기 때문에 10년 20년, 또는 30년 뒤에 자녀가 정신병 노이로제를 일으킨다는 것이다. 문제아는 항상 문제 부모에서 나온다는 말이다.

서양에서 다방면의 과학적인 연구가 누적점에 따라서 우리 동양 특히 한국에서 옛부터 내려오는 생각들이 진리라는 것이 증명되고 있다. 어머니가 아기를 뱃속에 갖고 있을 때 하는 태교가 그 하나다. 임신 중에 모체에 일어나는 여러 가지 신체적, 정신적 변화에 따라 태아의 심신의 발육에 영향이 간다는 것이다. 배 속에 있는 아이에 대한 어머니의 태도에 따라서 어린이의 노이로제 증세가 나타난다.

10여 년 전에 미국의학협회 잡지에 이런 연구 논문이 있었다. 어떤 젖먹이가 젖을 먹고서는 자꾸 토를 해서 어머니가 병원에 데리고 갔다. 병원에서는 원인을 알 수 없어 입원을 시켜 여러 가지 피검사, 대소변검사를 하고 X광선 촬영, 심지어 척수액 검사도 했으나 이상이 없었다. 신체적인 진찰이나 검사에서는 아무런 이상을 발견할 수 없어서 아이가 입원한 지 한 달 후에 할 수 없이 정신과 의사에게 아이의 진찰을 의뢰했다.

정신과 의사가 진찰을 해서 밝혀낸 것은 다음과 같은 사실이었다. 어머니는 원래 이 아이를 갖고 싶지 않았고 낳은 뒤에도 기뻐하지 않왔으며 자기 아이로서 완연히 받아들일 마음이 없었다. 다만 낳았으니까 할 수 없이 키운다는 어머니의 마음가짐이 어린이가 젖을 토한 증세의 원인이라는 것이다.

정신과 의사는 어린이를 진찰할 때는 가족 특히 부모와의 관계를 진단하고, 결혼한 환자를 진찰할 때에는 배우자와의 관계를 진단한다. 왜냐하면 어린이는 부모가, 어른에게는 배우자가 가장 부단하고 깊은 정서적인 영향을 주기 때문이다. 이 아이의 경우 정신과 의사는 어린이를 진찰하기보다 어머니를 진찰한 것이다.

정신과 의사는 이 젖먹이 환자를 정신과로 옮겨서 여자 간호사에게 이 아기를 간호하고 우유를 먹이게 했더니 젖을 토하지 않게 되었다. 어머니가 아기에게 우유를 먹이면 또 토한다. 그래서 간호사가 아기를 무릎에 안고 우유를 먹이는 자세나 태도를 보게 해서 어떻게 안고 어떻게 먹여야 되는가를 알려주고, 다른 한편으로는 근본 원인인 어머니의 아기에 대한 태도를 상담을 통해서 치유케 했다. 결국은 이 어머니가 자기의 아기를 완전히 자기 아기로서 마음속 깊이에서 받아들이게 되고 아기가 편안하게 우유를 먹을 수 있게끔 아기를 안고 우유를 먹임으로 아기가 젖을 게우지 않게 되었다.

남편하고 사이가 좋지 못해 살기 싫어지는 경우 유산을 할까 망설이게 된다. 또 경제적 이유나 어머니가 뭘하고 싶은데 아기를 갖게 되면 곤란하게 될 때, 무슨 이유로든지 아기를 환영하지 않을 때는 어머니가 아기를 무의식 중에 정성껏 보살피지 않기 때문에 아이를 불안하게 만든다. 즉 어머니가 저를 좋아하지 않는다는 것이 아기에게 전달된다. 아기가 젖을 토하는 것은 "나는 그런 대우를 받기 싫다."는 의사 표시요, 도저히 받아들일 수 없다는 뜻이기도 하다.

아우를 타는 것

앞에서 이미 어머니가 아기를 달갑게 생각하지 않기 때문에 젖먹이가 젖을 토하는 노이로제에 걸렸다는 얘기를 했다. 여기에서 우리는 우리 조상들이 지켜오던, 그리고 요사이 젊은 사람들이 모르는 좋은 전통의 가치를 발견한다. 최근 서양 사람들은 태교의 중요성을 과학적으로 입증하고 있다. 어머니의 마음가짐이나 신체적인 상태가 태아에게 큰 영향을 미친다는 사실이다.

　요즘 젊은 부부들은 잘 모르겠지만 우리가 어릴 때에 늘 듣고 자란 말에 '아우탄다'는 말이 있다. 나는 이 말을 어려서부터 늘 어머님에게 들어왔다. 내가 장남으로 태어났기 때문에 그리고 대가족 속에서 자랐기 때문에 더욱 그랬는지 모르겠다. 아기가 보채기만 해도 "아시 타는가 보다."라고 하시는 것을 수없이 들은 기억이 난다. 아시라는 말은 경상도 사투리로 아이를 가르킨다.

현재 내가 치료하고 있는 열아홉 살 난 여학생의 경우도 아우타는 것을 재빨리 알아서 적절한 조처를 해야 한다. 그렇지 않으면 중대한 결과가 온다. 이 여학생은 작년에 들어가기 제일 어렵다는 고등학교를 졸업하고 또 제일 가기 어려운 대학에 입학했다. 이 여학생이 기숙사에 들어가서 한 학기를 지내고 여름방학이 되어 집으로 돌아왔는데 그때부터 이상한 말들을 하기 시작했다고 한다. 반에 있는 여학생이 자기 흉을 본다, 이웃집에서 자기 욕을 한다, 나중에는 어머니와 큰언니가 자기네끼리 뭐라고 하면서 자기의 흉을 본다는 것이다. 처음에는 자기 자신이 이상하다고 느껴 대학교 상담소를 찾아가 보기도 하고 정신과 병원에 가고 싶다고 했다고 한다. 환자는 결국 상담가의 소개로 우리 병원에 방학이 다 되어갈 무렵에 입원했다. 입원한 지 3주쯤 되어서 망상과 환각(幻覺)으로부터 벗어나자 학교를 가야겠다고 한다. 보통 처음 정신병이 발병하면 곧 입원해서 약을 먹고 치료하면 한 달 만에 망상이나 환각 등의 정신병 증상이 없어지고, 한 달을 굳혀서 두 달만 지나면 퇴원하여 사회생활을 하게 되나 그 후로도 계속 치료를 받아야 되는데 이 학생은 채 한 달도 못돼서 학교를 가야만 했다. 등록 마감이 다가오고 상태도 많이 좋아져 어머니와 같이 학교를 다녀봤지만 그 후 다시 악화되어 결국은 학교를 못가고 휴학을 해야 했다. 이번 학기도 등록을 못했고 의사와 가족을 믿지 않기 때문에 하는 수 없이 퇴원을 시켜서 통원 치료를 받게 했다. 조금 지나서 의사와 가족에게 믿음이 생겨 일주일에 두번씩 정신 치료를 받으러 다니고 있다.

이 여학생은 어머니와 같이 치료를 받고 있는데 병이 난 원인은 아우타는 것을 제대로 처리하지 못한 데 있었다. 즉 남동생과의 나이 차가 적어 가족의 관심이 자신보다 남동생에게 쏠린 게 병이 된 것이다. 특히 어머니는 농사 일로 늘 바빠 이 여학생을 잘 돌보지 못했으며, 할머니는 손녀보다 손자인 남동생을 더 아끼고 귀여워 했다. 환자는 치료 도중에, "할머니가 남동생의 주머니에는 광목 속을 넣어 주고, 내 주머니에는 삼베 속을 넣어 주었다. 또 어머니는 늘 남동생만을 생각했다."는 말을 되풀이하였다. 어머니 말로는 서너 살부터 화가 나면 창문에 침을 발라서 손가락으로 구멍을 뚫거나 치약을 짜 없앴다고 한다. 아버지를 무척 따랐으나 아버지가 여섯 살 때 갑자기 돌아가시자 신경질이 늘고, 의지할 상대가 없어져 고립감(孤立感)이 더욱 깊어진 것이다. 어머니 말에도 남동생을 보고 나서 꼬치꼬치 마르고 밥을 잘 못 먹었다고 한다. 정신과 의사로서 특히 환자의 무의식적인 마음, 불교에서 말하는 장식(藏識) 속에 있는 병의 원인을 자각케 해서 치료하는 심부정신 치료(深部精神治療)를 오래 하다 보면 많은 환자가 아우타는 것을 제대로 처리하지 못하여 정신병이 발생하는 것을 볼 수 있다. 정신병의 원인이란 어떻게 보면 아무것도 아닌 누구나 다 한 번씩은 겪는 그런 것들이 처리가 잘되지 못한 데 있다. 단지 병이 되지 않는 사람은 저절로 원인이 해소되든지 주위에서 재빨리 알아서 처리를 해 주기 때문이고, 병이 되는 사람은 원인이 해소도 안 되고 본인이 그런 곤궁에 빠져있는 지도 모르고 본인의 힘으로도 빠져나올 수가 없는 경우다. 이러한 경우 고립감과 원망으로 세상을 왜곡된 눈으로 보게 되며 급기야는 이 여학생처럼 피해망상증에 사로잡히게 된다.

내가 미국에 가 있을 때 세계 각지에서 온 정신과 의사들에게 '아우탄다'는 말에 대해 물어보았지만 어떤 나라에서도 그런 말이 없다고 했다. 그래서 나는 우리 조상들의 슬기로움과 우리의 전통이 얼마나 깊은 인간 이해에 바탕을 두고 있는가를 통절히 느끼게 되었다.

아우타는 현상은 서양에서는 스피쯔라는 정신분석(精神分析) 정신과 의사가 세계 각국의 고아원을 조사하고 연구한 결과 처음으로 알게 된 의존적 우울증(依存的憂鬱症)과 관계가 있다. 이것은 생후 6개월에서 12개월 사이의 아동이 석 달 이상 어머니로부터 격리되었을 때를 관찰한 것이다. 이 우울증의 증세는 슬퍼 보이고 겁을 먹고 잘 울며 사람과의 접촉을 싫어하고 혼자 있으려는 경향을 보이며 발달이 더디고 자극에 대한 반응이 느리다. 또한 운동신경이 느리고 입맛이 없어 먹기를 거부한다. 몸이 야위고 잠을 잘 못잔다.

스피쯔의 연구에 따르면 어머니와 떨어지기 전에 어머니의 사랑을 많이 받은 아이는 증세가 심하고 어머니의 사랑을 많이 받지 못한 아이는 그다지 증상이 심하지 않아 회복이 빠르다는 것이다. 이 연구 결과를 보면 과거 미국의 고아원에 수용된 아이는 최상의 영양과 위생 시설이 있어도 백퍼센트 사망한다고 한다. 그 원인이 슈핏쯔의 연구에 의해서 밝혀진 셈인데 인간은 먹는 것과 신체 위생만으로는 생명이 유지될 수 없고 사랑, 즉 보살핌이 있어야 된다는 것이다. 이것은 심리적으로 어머니 역할을 하는 사람이 있어야 비로소 어린이는 건전하게 자랄 수 있다는 것을 증명한 셈이다. 우리나라에서도 작년부터 갑자기 남녀노소를 막론하고 각종 정신병 노이로제가 급격히 증가하고 소년범죄가 늘어나고 있는데 그 근본 원인이 물질을 더 중요시하는 사회 풍토와 정신적인 보살핌, 즉 사랑이 결핍된 데서 기인한게 아닌가 생각한다.

건강한 부모 사랑

우리가 말하는, 병원에 가서 치료를 받아야 할 노이로제 인구는 어느 나라나 대략 전 인구의 1할 내지는 3할로 추정된다. 노이로제는 남녀 노소, 빈부, 유식과 무식을 가리지 않고 젖먹이에게도 나타난다.

부모와 자녀가 서로 믿는 관계, 형제가 서로 믿는 관계, 부부가 서로 믿는 관계가 형성되지 못하는 데 문제 발생의 원인이 있다. 가정에서 원만한 인간관계가 이루어지지 않으면 다른 관계에도 영향을 끼치게 되고 노이로제나 정신병의 원인이 된다. 가정에서의 바른 관계란 아버지는 아버지 노릇을 하고, 어머니는 어머니 노릇을, 아들은 아들 노릇을, 딸은 딸의 노릇을 제대로 할 때 비로소 아버지로서, 어머니로서, 아들로서, 딸로서, 남편으로서, 아내로서, 윗사람으로서, 아랫사람으로서, 친구로서, 동료로서 믿을 수 있는 관계를 형성할 수 있다.

노이로제나 정신병의 바닥에는 친자 관계에서 장애가 있다. 잘못된 친자 관계는 노이로제적 성격의 토대가 된다. 무능하다거나 폭군인 아버지가 원인이 되는 경우도 있지만, 이러한 아버지로부터 자녀를 보호하지 못한 무기력한 어머니, 모든 가족을 멋대로 통솔하려는 어머니 등 부모와 자녀와의 관계가 더욱 중요하다. 그러기 때문에 '정신분열병을 일으키는 어머니'라는 말이 정신의학에서 사용되는 것이다.

말로는 무엇을 하라고 하면서 사실은 원치 않는 표정을 정신분열병 환자의 어머니에게서 볼 수 있다. 이런 어머니 밑에서 자라는 자녀는 어머니의 눈치를 따라야 할지 말을 따라야할지 모르기 때문에 정신이 분열된다. 사람이 서로 마음속에 있는 것을 자유롭게 표현하고 받아 주고 이해를 하는 경우라면 노이로제나 정신병은 있을 수 없다.

그러나 세상을 살아갈 수 있는 저항력을 길러주기 위해서 자녀가 감당할 수 있을 정도의 심리적 스트레스를 가함으로써 '심리적인 예방 주사'를 놓는 것을 잊어서는 안 된다. 무턱대고 자녀들이 하자는 대로만 해도 안 되고, 지나치게 간섭을 해도 안 된다. 부모의 정서와 인격이 성숙되고, 부모가 자랄 때 문제가 없던 환경이었다면 자녀들도 저절로 잘 자란다.

내가 미국의 모 정신병원에서 근무하고 있을 때였다. 어느 날 40대 초반의 동료 의사가 자기 아들을 데리고 나의 아파트를 찾아왔다. 그는 평소에도 부부 동반해서 나를 자주 찾아오곤 했는데, 그날은 부인은 안 오고 아들만 데리고 왔다. 나는 그의 아들을 보면서 항상 '저 아이처럼 건강한 아이가 있을까'라고 감탄을 아끼지 않았었다. 그처럼 사람을 잘 따르고 명랑하고 건강한 아이였는데, 그 날은 왠지 얼굴이 창백하니 야위었고 웃음을 잃고 사람을 두려워하며 입을 통 열지 않았다. 전에는 나에게도 스스럼없이 다가와서 안기더니 내가 가까이 가려고 하면 자기 아버지에게로 도망가 버리는 것이었다. 알고 보니 아이의 어머니가 둘째 아이를 출산하기 위해 이틀 전에 입원했다고 한다.

나는 문득 우리 집의 일화가 하나 떠올랐다. 내가 미국으로 가기 전에 수속 문제로 아내가 하룻밤 집을 비운 일이 있었는데, 그 때 어머니께서 하시는 말씀이 "얘야, 네가 없는 사이에 둘째가 어찌나 얌전히 지내던지…… 웃지도 않더라." 하고 며느리에게 하시던 말씀이 생각났다. 그래서 동료 의사에게 당신의 아이가 급성 우울증에 걸렸다고 말해 주었더니 어린 아이가 무슨 우울증이냐며 믿기지 않는 표정을 지어 보였다.

건강한 아이가 동생을 보게 되면 갑작스런 우울증 증세를 보이는데 우리나라에서는 이를 '아우 탄다'라고 한다. 여기서 어린이의 심리를 파악했던 우리 조상들의 슬기로움과 우리 전통이 얼마나 깊은 인간 이해를 갖고 있었는지 알 수 있다. 미국의 교수나 세계 각지에서 온 정신과 의사들에게 물어 보아도 자기네 나라에는 그런 말이 없다는 것이다.

어렸을 때 어머니께서는 나에게 불룩한 배를 보이며 '네 동생이 이 안에서 자라고 있다'고 하면서 동생의 존재를 알려 주어 동생이 태어나기 전부터 동생과 관계를 맺고 동생이 태어나길 기다리게 해 주었다. 그래서 내가 동생들과 사이좋게 지내고 있는 것이 아닌가 생각한다.

영국 국회에서는 많은 연구비를 들여서 연구한 결과를 토대로 만 5세 이하의 어린이가 병에 걸리거나 입원 치료를 받아야 할 경우에는 어머니가 자녀와 함께 입원해야 한다는 법률을 만들어 시행하고 있다. 어린이는 생후 몇 년 동안에 어머니나 어머니의 역할을 할 대리자와 지속적인 따뜻한 애정 관계를 갖지 않으면 단기적으로는 고통이나 불안 반응을 보이거나 어머니에게 자꾸 매달리는 반응을 나타낼 뿐만 아니라, 장기적으로는 성인이 되어서 우울증, 자살 경향, 반사회적인 행동, 정신 박약 등이 나타날 가능성이 높은 것으로 보고되고 있다.

앞서도 설명했지만 갑자기 어머니로부터 떨어져서 어머니의 사랑을 받지 못하면 어린이의 몸과 마음에 병이 생기게 된다. 동료 의사의 아들도 내가 병원을 떠날 때까지 심신이 허약하고 우울한 기색이 여전한 상태였다.

어린이 노이로제 증상은 여러 가지다. 크게 나누면, 선천적으로 또는 출산 때 입은 뇌의 손상으로 인해서 지능 발달이 떨어지는 정신박약이 있으며, 자폐증과 우울증, 소아 정신분열증과 같은 정신병도 있다. 또 주위가 너무 산만하고 가만히 있지 못하는 경우, 학습 장애, 발음 장애, 과식과 소식 등도 모두 정신적 장애로 나타난 행동 장애의 일종이라고 할 수 있다.

어린이의 몸과 마음, 지능의 발달이 정상이 아닐 때는 소아 정신과를 찾아 상담해 보는 것이 좋다. 어렸을 때는 조용하고 부모 말 잘 듣고 말썽을 일으키지 않던 아이가 중학교나 고등학교에 가서 문제를 일으켜 부모가 골머리를 앓는 경우가 있다. 이러한 말썽의 원인은 이미 어렸을 때 잠재되어 있던 것이 그 시기에 표면화된 것에 지나지 않기 때문에 치료가 늦다.

자녀에게 장래 사회와 자신을 걸머지고 나갈 힘을 길러주는 가장 중요한 곳이 가정이다. 훌륭한 인물도 가정에서 나오고, 비뚤어진 인간도 가정에서 나온다. 가정은 인생의 요람이요, 인간의 산실이라고 하겠다. 여기서 부부간의 애정과 자녀에 대한 애정은 구별되어야 한다. 남편에 대한 애정을 아들에게 쏟는 어머니나 아내에 대한 애정을 딸에게 쏟는 아버지는 모두 정상적이라고 할 수 없다. 건전한 사회와 가정을 건설함으로써 노이로제는 예방될 수 있다.

모든 노이로제나 정신병의 밑바닥에는 부부와 자식 관계에 있어서 장애요인이 있다. 그러므로 정신분석적인 치료를 하는 정신과 의사는 부모와 자식 관계의 장애, 형제 관계의 장애, 또는 삼각 다각관계(三角多角關係) 그리고 이런 관계에서 파생된 모든 대인 관계를 분석, 교정하게 된다.

동서고금을 막론하고 자녀가 건전하고 훌륭한 사람이 되느냐 못 되느냐는 아버지보다 어머니가 얼마나 건전하고 훌륭한가에 달려있다. 즉 '맹모삼천지교'라든지 율곡의 어머니 신사임당의 현모란 이야기는 널리 알려진 것이지만 훌륭한 아버지를 두었기에 위인이 되었다는 이야기는 낯설게 들린다. 인격의 토대가 형성되는 만 4~5세 이

전에는 주로 어머니의 영향을 많이 받기 때문에, 정신의학 용어로 분열병을 만드는 어머니(schizophrenogenic mother)란 말까지 생기게 되었다. 물론 아버지의 영향이 없는 것은 아니지만 자녀의 장래에 가장 중요한 영향을 주는 존재가 어머니라는 것은 틀림없는 사실이다.

어린이의 정신적, 신체적으로 지능이 순조롭게 발달하려면 어린이의 영양과 신체 건강 외에도 건전한 정서적 경험, 즉 부모의 사랑이 으뜸으로 필요하다. 현대 사회에서는 영양이나 신체적 위생에는 별로 부족한 점이 없다. 하지만 보다 중요한 것은 주위, 특히 부모, 그 중에서도 어머니로부터 받는 정서적 영향이 어린이 일생에 결정적인 영향을 준다는 사실이다. 운명을 결정한다고 해도 과언이 아니다. 이러한 사실은 노이로제나 정신병 환자의 정신분석치료의 경험에서 뿐만 아니라 고아의 연구, 동물 실험에서도 증명된 사실이다.

사람이나 동물이나 모두 심신이 건전하게 육성되려면 어머니 역할의 필요성은 물론이며, 변함없이 받아주고, 이해해 주고, 감싸주고, 사랑해 주는 관계가 조성되어야 한다. 그러나 여기서 사랑이란 어머니, 아버지, 교사 등 주위 어른들의 주관적 사랑과는 구분되어야 한다. 흔히 부모가 사랑을 쏟은 자녀에게 이상이 생기고, 오히려 무관심했던 자녀가 건전하게 성장하는 경우를 보게 된다. 이러한 부모의 사랑은, 자녀의 성장을 위하고 자녀들이 부모와 독립된 인격체가 되기를 원하는 진정한 사랑이 아니라, 부모 자신의 욕망을 만족시키기 위한 사랑이며, 부모가 채우지 못했던 욕망의 도구로 삼으려 했기 때문에 문제가 발생된 것이다.

부모의 사랑이 자녀의 의사와 그들의 인격을 무시하고, 그들의 인격을 염두에 두지 않아 성장을 가로막고, 독립을 방해하고, 부모의 노리개로서 이들을 구속한 채 부모의 소유물·예속물로 만들려고 하는 그런 사랑이 되어서는 안 된다.

부모의 정신이 건강하지 못하면 자녀 교육이 제대로 될 수 없으므로 부모의 건강을 도모하고 어린이에 대한 이해와 사랑의 마음가짐을 갖는 것이 무엇보다 중요하다.

진학과 정신 건강

여기에서 다루고자 하는 것은 상급 학교에 가지 못해서 정신 건강이 나빠지는 경우나, 진학을 해서 정신 건강이 좋아지는 경우가 아니다. 이런 것은 누구나 이해할 될 수 있는 일이기 때문이다. 내가 진학과 관련된, 얼핏 보아 주위에서 잘 알아차리지 못하고 간과하여 희생되는 경우를 늘 보고 있기 때문에 독자의 주의를 환기시키고 싶어서다.

여러 해 전 일이다. 고등학교 동기생이 의논할 일이 있다고 찾아온 일이 있다. 아들이 중학생인데 학교를 잘 가지 않으려고 한다는 것이었다. 자세한 얘기를 들어보니 부모는 약 두 시간 기차를 타고 가는 지방 도시에 살고, 아들은 서울의 할아버지 댁에 있는데 할아버지가 다정하지 못했다. 그러다 보니 자꾸만 어머니 있는 곳으로 내려가려고 하고 학교 가기를 싫어한다는 것이다. 나는 그 친구에게 서울로 이사를 오든지 부모가 같이 있어야 해결될 문제라고 하니 지방에서 일을 하기 때문에 어머니가 갑자기 올라오기 어렵다고 한다. 아무튼 그 후에 소식이 없는 것으로 보아 서울로 이사를 왔고 것으로 생각된다.

작년 봄이던가 모 대학 학생 생활 연구소에서 갓 입학한 학생을 보내온 일이 있다. 이 학생은 지방 도시에서 일류 고등학교를 졸업하고 소위 서울의 일류 대학에 입학을 했는데 정신병과 노이로제의 경계 증세를 보이고 있었다. 이 학생은 교통이 좀 불편한 군청 소재지에서 그곳 기관장의 아들로서 공부도 잘하고 용모도 단정하여 식구들과, 학교 선생님들과 친구들의 선망과 사랑을 받고 자랐다. 그러나 그곳의 초등학교를 다녀서는 상급 학교의 진학이 확실치 않기 때문에 칠십리쯤 떨어진 중도시 초등학교로 5학년 때 전학을 했다. 전학을 하니 아무도 자기의 존재를 알아주는 사람이 없었다. 처음에는 풀이 죽어 친구도 잘 사귀지 못하고 공부도 못했으나 그 후 공부만은 열심히 해서 일류 중·고등학교를 졸업하고 일류 대학에 입학했다. 그러나 초등학교 오학년 때 받은 마음의 상처가 회복되지 못해 대학에 들어와서 병이 생기려고 하고 있었다. 부모를 모셔오라고 했으나 원인을 알았으니 자기 혼자 해 보겠다고 생각을 했는지, 아버지가 공무원이라 치료비를 내기가 어렵다고 생각했는지 그 후 소식이 없다.

얼마 전의 모 일류대학 교수의 소개를 받고 학생이 부모와 찾아온 일이 있다. 이 학생은 본과에 와서 정신분열병이 발병하여 정신병원에 두 번이나 입원을 한 경험이 있었다. 학교를 휴학했다가 복학을 하려고 했더니 학생 과장이 정신과 교수를 만나고 오라고 해서 교수를 만났더니 나를 소개하더라고 하면서 나를 찾아왔다. 아직도 망상이 있어 약도 주고, 일주일에 두 번씩 정신 치료를 해서 밝혀낸 것은 시골의 이름이 없는 중학교에서 하늘의 별 따기인 서울의 일류 고등학교에 입학한 아들에게 감동한 아버지는 남은 식구를 이끌고 서울로 이사를 왔다. 시골 학교를 다니다가 서울의 일류 고등학교에 오니 여러 가지 설비와 교재들이 자기는 사용도 못해 본 것을 본교 출신들은 잘 해 내고, 시골에서는 집안에서나 출신 중학이나 동리에서는 장원급제를 한 격인데 도무지 누가 알아주는 사람도 없어 친구도 사귀지 못하고 모 대학 도서관에 가서 공부를 하려니 이미 위축된 마음이 더욱 위축이 되어 대학본과에 와서 정신병이 발생한 것이다.

물론 일류 중학이나 고등학교에 입학을 했다고 누구나 다 노이로제나 정신병에 걸리는 것은 아니다. 모든 일을 자기가 처리하고 친구도 마음대로 사귀고 새로운 환경에 적응할 힘이 이미 길러진 아이라면 오히려 자유와 독립의 처지를 잘 활용하겠지만 우리나라의 현재 가정 교육이 대부분 그렇지 못하고 공부만 하면 되는 것으로 알아 가사를 거들거나 스스로 해야 할 일을 충분히 시키는 가정 교육이 제대로 되어 있지 않다. 그렇기 때문에 시골에서 전학, 또는 진학을 한 몇 퍼센트의 학생들은 희생양이 된다. 모 일류 고등학교 담임선생은 이런 아이가 당연히 있는 것으로 알고 있더라고 부모들이 와서 말하기도 한다. 서울의 변두리 학교에서 일류 중·고등학교에 입학했을 경우도 그렇고, 빈부의 격차가 심해서 기가 죽는 것도 크게 작용한다.

대체로 나의 임상 경험에 비추어 보면 우리나라의 현재 가정 교육으로 봐서는 고등학교까지는 부모 슬하에서 성장하는 것이 장래에 좋은 영향을 주는 것 같다. 아직까지 부모를 떠나 혼자 생활할 능력이 부족하기 때문이다. 물론 고등학교까지 부모 슬하에서 자라도 대학을 서울에 와서 다닐 경우 친구를 사귀지 못해서 정신병이 되는 예가 있다. 이런 경우에는 고등학교를 졸업하고도 혼자 생활하면서 친구를 사귈 능력을 길르지 못했기 때문이다.

이러한 사례로 보아 일류 학교를 없애서 아쉬운 점도 있지만 가정을 떠나 지방에서 서울의 중·고등학교로 진학하는 것을 막을 수 있어 다행이다. 더구나 초등학교나 중학교는 부모를 떠나는 것이 절대적으로 해롭다고 해도 과언이 아니다. 중학교부터 객지 생활한 사람은 친구를 적게 사귀고, 부모와의 왕래가 많지 않은 사람은 정서가 메말라 있는 경우를 본다. 좀 더 독립심을 길러주는 가정 교육이 부족한 것이 우리나라의 가정 교육의 현실이다.

정신과 환자의 아이들

정신과 환자를 치료하다 보면, 경과가 좋아져서 자신의 문제를 깨닫게 된 환자는 서서히 마음의 여유를 갖고 자식들 문제로 상담을 한다.

어떤 처녀는 일류 대학의 인기 학과를 다닐 정도로 우수한 학생이었는데 정신병이 자꾸만 재발해서 여러 번 휴학을 거듭한 끝에 1년을 채우지 못하고 졸업을 포기해야만 했다.

그녀의 정신병이 자꾸 재발하자 그녀를 치료하던 의사가 환자를 내게 보냈는데, 처음 몇 달 입원 치료를 했더니 부모가 놀랄 정도로 효과가 좋았다. 그러나 환자의 부모가 의사인 나의 충고를 무시한 탓에 몇 번인가 더 입원하여 치료를 받아야 했다.

환자의 어머니는 매우 극성스러웠다. 환자의 병이 충분히 치료된 후 상태를 보아서 결혼을 시키라고 단단히 일러두었는데도 불구하고 얼핏 보기에 멀쩡하다고 그녀를 결혼시켰다. 결국 그녀는 결혼 생활

중에 병이 재발하여 두 차례에 걸쳐 입원 치료를 받아야 했다.

그녀를 치료하던 의사는 환자가 완치되지 않는다고 대신 치료를 부탁해 온 것이다. 그런데 그 환자의 집이 지방인지라 마침 그곳의 정신과 의사들과 상담하러 가는 날에 그녀를 치료해 주기로 했다. 대개 제대로 치료를 하려면 일주일에 두 번은 해야 하는데 한 달에 한 번씩밖에 치료를 못하다 보니까 퍽 힘이 들었다. 그녀가 아이를 낳기도 전에 남편이 못살겠으니 이혼하자는 것을 그녀의 부모가 무마시켰는가 하면 부부를 합석시켜서 서로 대화를 나누게 하는 등 부부 치료도 했다. 그 후 그런대로 상태가 좋아지자 그 환자는 마음의 여유가 생겼는지 자신의 큰딸아이가 잘 우는데 어떻게 하면 좋겠는가를 물어왔다.

나는 그 아이와의 대화를 통해서 심리적 이상을 발견할 수 있었다. 즉 그 아이는 동생이 태어나기 전에는 부모의 관심을 독차지하고 있었는데 남동생이 태어난 뒤 관심이 동생에게 쏠리게 되니까 몹시 서러웠던 것이다.

나는 상태가 좋아진 그녀의 딸아이를 위해 충고를 해 주고 계속 관심을 갖고 도움을 줄 수 있도록 노력했다. 우선 그녀는 딸아이의 서러운 심정을 잘 이해하고 작은아이를 돌볼 필요가 없을 때는 큰아이에게 관심을 쏟거나 작은아이와 함께 동등하게 돌봤다. 그러면서 항상 아이의 반응을 유심히 살폈다. 그렇게 계속하다 보니 그녀의 불안도 사라지고 징징거리던 딸아이도 훨씬 명랑해졌다. 또 그녀의 어머니는 내게 자기 딸이 병도 거의 낫게 되었고 어린아이를 기르는데 전문가가 되었다고 자랑하면서 고맙다고 했다. 아마 잘 울던 큰아이는 지금쯤 중학생이 되었으리라 짐작된다.

어떤 환자의 아들은 일류 의과대학의 상급생이고 딸은 모 대학의 장학생이다. 아버지인 환자가 아이들이 초등학교에 들어가기 전에 몇 번인가 데리고 와서 나의 지도를 받은 일이 있었는데 그 후 다시는 오지 않았으니 그동안 잘 성장했음을 알 수 있다. 물론 이 경우에는 환자의 부인이 아이들을 비교적 따뜻하게 보살펴 주었기 때문이라 생각한다.

그러나 이 부인은 환자인 남편에게는 큰 잘못을 저질렀다. 환자는 처음에 몇 달 동안 치료를 받다가 그만 두고 3년간을 비관과 좌절에 빠져 방황하면서 자살을 하려고 했지만 차마 죽지는 못했던 것이다. 그러다가 실직상태에 있던 환자는 나를 찾아와 다시 치료를 받았다. 얼마 후에 그 환자는 회복하고 지금까지 20여 년간 직장 생활을 원만하게 하고 있다.

환자가 통원 치료를 받고 있을 때, 부인이 치료를 그만 두라고 종용하자 마음이 약한 환자는 부인을 설득하지 못하고 부인에게 입원을 하든지 직장을 그만두겠다고 강경하게 말한 모양이다. 그러자 그 부인은 대뜸 나를 찾아와 이제까지 무슨 치료를 했길래 남편의 병이 악화되었느냐면서 험담을 퍼부어 댔다. 지금은 부인도 지난날의 잘못을 깨닫고 있지만, 정신병이란 대화, 특히 부모 형제나 배우자와의 대화가 안 되서 생기기 일쑤인데 환자의 가족들은 병은 자신들이 만들어 놓고 그에 대한 비난은 곧잘 의사에게 하고 있다는 것을 깨닫지 못한다.

독립심이 약했던 이 환자도 원래 부모에 대한 의존심을 청산하지 못해서 생긴 병인지라 치료자와 부인에게 매달려 있던 상태였다. 그런데 부인이 치료자와의 관계를 끊으라 하니까 분노가 치밀지만 부인에게 화를 내자니 의지처를 잃게 되므로 이러지도 저러지도 못했다. 그래서 이런 곤란한 현실을 도피하는 동시에 부인에게 은밀히 복수도 할 수 있는 것이 바로 입원하거나 아니면 직장을 그만두겠다고 한 것이었다.

어떤 여성 환자는 입원 치료하다가 퇴원했는데 처음에는 가사를 제대로 돌보지 못했다. 2년쯤 계속 치료를 하자 두 명이나 두었던 가정부를 한 명으로 줄이고 어렵지 않은 일은 손수 잘하게 되었다. 이 환자의 경우에도 처음에는 어려움이 있었다. 친정아버지에 대한 적개심이 들끓은 나머지 치료자인 나에게도 거부반응을 보이다가 1~2년이 지나서야 다시 입원하게 되었고, 그 뒤 열심히 치료를 받고 있다. 그 동안 어려운 일도 몇 번 있었지만 잘 넘기면서 점점 좋아지고 있다.

이 환자는 여러 해 전에 초등학교에 다니는 딸과 아들이 걱정이라고 데려왔다. 큰아이는 딸인데 친구도 없고 누가 다가와도 받아들일 줄 모르고 남들이 자기만을 멀리 따돌린다고 생각하며, 정신병 발작 직전의 상태에 놓여 있었다. 또 아들은 자기의 친한 친구가 미국으로 이민을 가서 편지를 보내오는데, 그때마다 자꾸만 미국에 가겠다고 졸라대는 것이다.

즉, 두 아이는 어머니가 정신병 환자이므로 서로 대화가 잘 안되는 데다가 아버지와도 적극적으로 대화를 나누지 못하기 때문에 이상심리가 나타난 것이다. 우선 나는 그 딸아이와 환자인 어머니와의 관계 개선을 위해 노력했다. 어머니로 하여금 보다 관심과 이해심을 갖고 보살피게 했다. 딸아이가 어머니를 깊이 믿게 하고 자기의 뒤에는 항상 든든한 어머니가 있다는 생각을 갖게 했다.

아들에게는 미국에 있는 친구에게 자주 편지를 하게 하고 테니스라든지 취미 생활을 갖게 하면서 여기에 있는 다른 친구를 사귀도록 유도했다. 이 경우도 아이들을 데리고 온 것은 불과 4~5회 정도였지만 지금은 둘 다 친구들도 잘 사귀고 공부도 잘한다고 한다.

이런 것을 보더라도 예방의 중요성을 알 수 있다. 짧은 시간 적은 노력으로도 큰 성과를 올릴 수 있는 것이다. 어른이 되어서 여러 해를 치료하는 것보다 어릴 때의 조기 예방 치료가 더욱 중요하다. 그래야 부모와 자식 사이의 관계도 긴밀하고 원만해진다. 그러므로 정신병원도 필요하지만 실은 정신병을 조기에 예방할 수 있는, 누구나 쉽게 찾아갈 수 있는 아동 상담소나 정신 건강 상담소가 더 많이 있어야 된다.

3장

한국인과
일본인

전통을 알고 사랑하라

근래 사람들을 만나면, 특히 처음 만나는 사람이 사회 지도층의 원로
급이라면 나를 정신과 의사라고 소개 하면, 정치하는 사람을 겨냥하
고 '다 미친 것 아니냐' 그런 말을 한다. 최근에 학술 모임 때문에 미
국에서 온 제자는 고향 모교가 있는 지방대 도시에서 부모님과 친구
들을 만난 뒤 전화를 걸어왔다. 인상을 물어보니 '권위가 없다. 정당
한 권위가 없다. 지방도시의 장으로 있는 친구가 국내외의 관광객이
많은 고도(古都)의 시장(市長)인데 일본의 어떤 도시와 자매결연 맺은
것을 대단한 성과로 생각하고 있다'고 한심하다는 얘기다. 사람들이
모두 자기 멋대로라는 인상을 받았다고 한다. 그리고 많은 사람들이
우리나라의 장래를 염려한다고 했다.

젊은 부부의 이혼률이 높아지고 10대의 포악한 범죄가 늘어나고
부부, 부모와 자녀, 형제간, 이웃 간의 모든 질서가 무너져가고 있는

것을 개탄한다. 기차 안이나 식당 등의 공공장소에서 아이들이 마구 떠드는 것을 제지하지 않는 부모, 특히 어머니들을 나무라는 글들이 자주 눈에 보인다. 그런 반면에 버스나 전철에서 젊은이들이 나이 많은 사람에게 자리를 양보하는 광경을 볼 수 있다.

1972년 전에 '한국인의 재발견'이라는 각 분야의 지식인들로 구성된 모임이 한 달에 한번 1박 2일로 10개월에 걸쳐 치루어진 일이 있었다. 여기에서 외국 유학을 다녀 온 소장학자들이 대가족 제도를 없애고 핵가족 제도를 도입해야 한다는 주장을 했다.

나는 경제적 사회적인 여건이 대가족을 하려고 해도 할 수 없는 방향으로 가고 있다고 생각한다. 그러므로 굳이 핵가족을 주장하지 않아도 핵가족화 되는 것이 필연적인데 이에 대한 대책을 강구해야 한다는 의견을 제시해서 많은 사람들의 공감을 얻었다. 나는 결국 우리나라의 사회 혼란은 바로 이런 곳에서 비롯된다고 생각한다.

해방 후에 다수의 유능하고 양심적인 지식인들이 우리 겨레가 다같이 잘 살려면 공산주의를 믿어야 한다고 했다. 그러나 그들의 이상은 실현되지 않았으며, 권력층의 사치로 북한 주민은 빈곤의 평등밖에 얻은 바 없고, 자유의 상실밖에 없다는 결과를 초래하지 않았는가. 이것은 외래 사상을 무조건 받아들였기 때문이다.

대한민국에서는 공산주의가 무엇인지도 모르면서 무조건 배격하고 주체성이 없는 방종이 아니면 무조건 언론을 봉쇄하는 독재의 반복이 오늘날의 사회 혼란과 가정 윤리의 파탄을 초래한 것이다.

우리나라 대부분의 사회 지도층은 일제의 잔재를 미처 청산하지 못한 채 서양 사상을 수용했다. 그러나 이마저 제대로 소화해 내지 못하고 우리나라의 전통도 잘 모르는 엉거주춤한 사람들이다. 그저 외국에서 일어나는 것이 선진이고 우리나라에서 일어나는 것은 후진으로 생각하는 사람이 대부분이다. 이러한 사람들이 지도하는 사회에서 혼란 외에 무엇을 기대할 수 있겠는가?

우리나라의 가정과 사회의 혼란 원인은 우리나라의 지도자, 지식인, 교육자에게 확고한 윤리관이 결여되어 있기 때문이다. 앞서 핵가족과 대가족 제도의 문제를 말하였지만, 정신 건강을 위해서는 부자가 아니고 대가족 제도가 좋다는 말을 한 미국의 소아 정신과 의사가 말했다.

요사에 미국에서는 남남끼리 모여 대가족을 구성한다든지 가족 치료의 연구 결과 부부가 처음 만났을 때 잘못된 관계가 원인이 되어 몇 십 년 후에 자녀의 정신병이나 기타 정신 장애를 일으킨다고 밝힌다. 그 결과를 보면 부부가 되기 전에 남녀가 서로의 열등감을 상대방이 채워줄 것으로 기대하고 상대방의 마음에 들게 위장을 해서 잘해 주면서 자기 속셈을 감춘다. 그런데 막상 결혼을 하고 나면 감추고 있던 것이 드러나고 서로의 욕구가 충족이 되지 않아 생기는 갈등이 자녀에게 미치게 된다. 이러한 경우에 배우자나 자녀를 독립된 인격으로 보는 것이 아니라 자기의 연장으로 본다. 자기는 상대를 사랑한다고 하면서 상대방 입맛은 고려하지 않은 채, 싫다고 하면 자기를 싫어하는 것으로 오해를 하고, 당하는 사람은 자기 인격이 무시당했다고 상처를 입게 된다. 이것은 부부나 부모 자식 간이나 다 해당된다. 그래서 첫째로 상대를 자기의 연장으로 생각하지 말고 기호나 사상, 가치관, 취미의 차이를 인정해야 한다. 그리고 형제간의 서열을 확실히 해야 된다.

이렇게 서양 사람들의 연구 결과를 보면 우리의 조상들이 받들어 온 사상과 일치하고 있다는 것을 알 수 있다. 『주역』에도 만물이 생기고 남녀가 있고, 남녀가 있어서 부자·군신의 예의가 따라서 생긴다고 했다. 모든 인간사 인간관계는 남녀, 즉 부부 관계에서 나온다는 것이다. 여자아이나 남자아이나 똑같이 부부 관계가 원만한 것을 바라며 그것을 제일 좋아한다. 그렇게 되면 말도 잘 듣고 자기 할 일을 스스로 잘한다. 그래서 가화만사성(家和萬事成)이라는 말이 있다.

가정의 화는 부부의 화에서 나온다. 부부사이가 나쁘면 부부가 서로 아이를 자기편으로 만들려고 하고 아이들은 갈등을 일으켜 가정 불화를 초래한다. 형제간의 갈등은 항상 원인이 부모에게 있는 것을 발견한다. 옛날에 식모와 싸운다거나 형제간에 싸우는 경우를 보면 대개 부모에 대한 불만이 주변의 다른 대상에게로 옮아가는 것임을 알 수 있었다. 그러므로 부부유별 장유유서(夫婦有別 長幼有序)라는 것이 가정 화합의 기본이라는데 서양의 연구와 동양의 전통이 일치하고 있다는 것을 알 수 있다.

최근에 어떤 국제학술모임에서 영국에 가서 공부하고 돌아와 대학에서 여성학을 강의하는 여교수가 '남녀칠세부동석'을 남녀차별로 해석하는 데는 놀라지 않을 수 없었다. 이것은 여성을 성폭행으로부터 보호하기 위한 제도적 장치였다. 왜 그 본래의 의도를 알지 못할까? 오늘날 한국 지식인이 가진 병폐의 표본이라고 볼 수 있다.

전통은 개인에게 있어서 성격과 같은 것이고 민족의 뿌리다. 뿌리가 없는 민족은 소멸하고 전통이 살아있는, 뿌리가 튼튼한 민족은 융성한다. 이것은 오늘날 세계적으로 믿고 있는 사실이다. 단지 우리가 우리의 전통을 현대에 맞게 실현하는 것이 문제이다. 그러려면 먼저 전통을 잘 알고 사랑할 줄 알아야 한다.

한국 민족의 뿌리

지난 주 2월 25, 26일 이틀 동안 한국학중앙연구원에서 우리나라 상고사에 대한 학술 발표가 있었다. 단군은 신화에 지나지 않으며 『삼국사기』의 앞부분은 믿을 수 없다는 일부 발표자의 발표에 흥분한 천이백 명의 청중은 발표자에게 인신공격을 가하였다. 주최한 한국학중앙연구원장은 그 자리에서 국사를 바로잡아 달라는 결의문을 채택하자는 청중을 무마하기 위해 이 광경을 반드시 대통령에게 보고하겠다는 말로써 흥분을 가라앉혔지만, 청중들은 그대로 강당 밖에서 결의문을 채택했다고 한다. 지방에서 일부러 올라와서 참석한 모 사업가는 밤에 집으로 돌아와서 친구들을 불러 놓고 그 광경을 마치 하나의 정권이 무너지는 것 같더라는 말을 했다고 한다.

작년 1년 동안 모 일간지의 상고사 찾기 캠페인에서 밝혀진 바에 따르면 우리나라 학교에서 현재 가르치고 있는 국사 교과서는 일제 강점기에 일본인이 조작해서 가르치던 국사보다 더 개악(改惡)된 내용이라고 한다. 그것도 박정희 정권 때에 국사를 바로 찾자는 인사들이 대통령의 식민사관을 탈피하고 민족사관을 세우라는 청원에 따른 것이다. 그런데 개편된 교과서가 도리어 더 나빠졌다는 얘기다.

그 이유는 당시 국사 교과서 편찬에 참여한 대부분의 사람들이 우리나라 국사학계의 원로인 모 씨의 제자들이기 때문이다. 이들은 제국 대학을 나왔거나 일본인으로부터 국사를 배웠거나 일본인이 연구한 국사를 배운 사람들, 또는 이런 사람들로부터 국사를 배운 사람들이다. 이들은 우리나라의 역사가 삼국시대부터 시작하는 것처럼 국사 교과서를 서술하고 있다고 한다.

이번 학술 발표회는 작년 1년 동안 모 일간지의 상고사 찾기 캠페인과 국사 찾기 운동가들의 노력의 결실로서 정부가 위촉한 편찬위원들 사이에 사전 의견 교환을 가짐으로써 좋은 국사 교과서가 편찬되기를 바라는 취지에서 개최된 것이다.

현재 우리나라 학교에서 가르치고 있는 국사는 우리를 뿌리 없는 민족으로, 삼국시대에 땅에서 솟아났는지 하늘에서 내려왔는지 갑자기 나타난 것처럼 기술되어 있다는 것이다. 교과서를 쓴 사람들이 사람들은 있었지만 국가의 형태는 갖추지 못했다고 주장할 것이다. 이러한 종류의 사람들의 의식을 보면 우리나라에 대한 열등감과 동족에 대한 우월감, 외국을 동경, 숭상하는 일제 강점기의 정신 상태를 그대로 가지고 있다는 것을 발견할 수 있다.

이들은, 자기네들의 학설을 고치면 그들의 아성이 무너지고 존립이 위태로워지며 권위가 무너져서 밥줄이 끊기는 것처럼 느끼고 있는 것이 아닌가 의심케 한다. 이러한 문제는 비단 국사 교과서에만 한정된 것은 아니다. 단지 국사 교육이 중대하기 때문에 크게 부각되고 있을 뿐이지, 다른 분야에서도 사정은 마찬가지다.

내가 종사하는 분야에서도 보면, 일부의 후배나 제자들은 외국인에게 나를 소개할 때 으레 한국에 역동(力動)정신의학 정신 치료를 들여온 시조라고 한다. 그러면서 외국의 이론이나 사상을 충분히 소화도 못시키면서 외국 사람을 내세우거나 불러서 권위를 세우려고 한다. 우리의 전통은 물론, 한국인에게서는 배우려고도 하지 않는 무리들이 있다. 이러한 사람들에게는 과거가 없고 모든 것이 자기로부터 출발한다. 자기가 시조가 되고자 한다. 그러면서 자기 스스로 자기 뿌리를 잘라버리고 있다는 것을 깨닫지 못한다. 스스로 자기 생명의 원천을 없앰으로써 허수아비가 되고 있는 줄 모른다.

내 제자 중에는 내 의견을 따르면 틀림이 없다고 생각하고 말하고 실천하는 사람이 있는데 사실상 여러 가지 면에서 성공을 거두고 있다. 그렇다고 해서 나의 로보트로 행동하는 것은 아니다. 내 의견을 자기의 것으로 소화해서 그 분야에서는 그 나름대로 잘해 나가고 있다. 또 어떤 제자들은 국내에서나 국외에서나 나의 지도를 받았음에도 불구하고 이러한 사실을 감추는 사람들이 있다. 이러한 사람들의 심리를 보면 마음속에서는 권위적인 존재에 짓눌려있으면서 밖에 있는 권위자를 타도하려고 한다. 한번은 이들에게 공개 석상에서 이렇게 말한 적이 있다. "너희들 마음속에 너희들 자신이 멋대로 만든 이

동식을 때려 부셔야지 공연히 밖에 있는 이동식을 때려 부수려고 해 봤자 평생 이동식을 때려 부술 수 없다."고 하면 당장은 수긍하는 것 같지만 금방 원상태로 되돌아간다. 그러니 수도나 정신분석, 정신 치료가 좋은 성과를 얻기 얼마나 어려운가를 알 수 있다.

참선에서 살부(殺父)·살모(殺母)·살불(殺佛)까지 해야 도를 통할 수 있다는 것은, 바로 내 마음이 만들어 낸 내 마음속에 있는 아버지, 어머니, 부처를 없애라는 뜻이다.

우리 민족의 뿌리를 잘라 내는 이를테면 국사학자나 스승이나 선배, 친구에게서 배운 것을 감추는 사람들이나 자기 존재는 없고 어떤 권위의 노예가 되어 있는 사람들이다. 자기가 만든 자기 마음속의 권위에 짓눌리고 있으면서도 그것을 깨닫지 못하고 밖에 있는 권위자를 꺾고 그 자리에 오르려고 한다. 그러나 그것은 내적 권위에 짓눌려 있기 때문이며 내부의 권위를 밖으로 투사해서 밖에 있는 권위에 도전함으로써 생기는 일이므로 내부의 권위에서 해방되기 전에는 영원히 밖에 있는 권위를 이길 수가 없다. 이겼다고 생각이 된다면 처음부터 권위가 아닌데 권위로 착각했기 때문이다.

만약에 스스로가 만든 마음속의 권위를 없애고 자기를 구속하는 권위로부터 해방이 되었다면 밖에 있는 권위자는 저절로 없어지는 것이다. 나는 석가모니 깨달음의 핵심이 '바깥 모양을 취하지 말고 자기 마음을 돌이켜 비추어라[不取外相 自心返照]'라고 생각을 하고 있는데, 이것은 권위자란 밖에 있는 것이 아니라 자기가 마음속에 만들어 낸 것임을 깨달으면 밖에 있는 권위자는 저절로 없어지는 이치다. 서양의 정신분석에서는 자기가 깨닫지 못한 자기 마음을 밖에서 보는 것을 투사라고 한다. 참선, 수도도 서양의 정신분석치료의 목표는 투사를 없애는 것이다.

스스로의 뿌리를 잘라 내는 국사학자나 국내의 스승으로부터 학문을 배웠음에도 불구하고 이러한 사실을 감추고 외국 학자를 앞세우는 사람들의 심리를 보면 건강한 권위자, 건강하고 따뜻한 강한 아버지의 모습이 결여된 사람이라는 것을 발견하게 된다. 우리의 뿌리를 찾자는 움직임이 최근 젊은 층에서 활발하게 전개되고 있는데 이는 무척 다행스러운 일이라 하겠으며 우리나라의 장래가 밝다는 것을 말해 주고 있다.

한국 음식의 우수성

지금으로부터 30년 전 내가 해외 유학을 마치고 돌아와 모 의과대학교 교수로 있을 때의 일이다. 당시는 현대적인 정신의학에 대한 인식이 일반 대중뿐만 아니라 의과대학 교수들도 잘 모르던 때였다. 교수들은 정신과 의사를 만나면 환자를 가두어 두고 전기 찜질이나 하고, 놀러만 다닌다고 놀려댔다. 이런 말을 듣는 게 무리는 아니었다. 실지로 그런 실례들이 있었기 때문이다.

이러한 병원 분위기에서 나보다 다섯 살이 많은 교수가 자주 내 방에 놀러와서 이야기하기를 좋아했다. 이분은 이미 작고한 지가 여러 해가 지났지만 해방 후 처음으로 미국 유학을 다녀온 몇 사람 안 되는 축에 끼여 있었다. 이분이 올 때마다 "나는 김치를 먹지 않는다. 왜 먹지 않느냐하면 마늘 냄새가 나서 남에게 불쾌감을 주기 때문이다."라는 이야기를 했다.

이러한 얘기는 듣기에 늘 민망하고 답답하게 느껴지는, 우리 한국의 사람들이 가지고 있는 자기 비하적이고, 자기 말살적인 열등감에 사로잡혀 있는 민족 노이로제 증상이다. 이 대학에 와서 내가 처음 만난 분이고, 나에게 호감을 가지고 있어 처음엔 듣고만 있다가, 결국 말을 꺼냈다. "지금 세계는 역사의 무대에서 가장 후진인 앵글로 색슨족이 지배하는 시대이기 때문에 마늘이 천대받는거지, 마늘을 먹을 줄 아는 민족은 다 한 때 세계를 제패한 민족들입니다. 그리스, 프랑스, 스페인 등 다 마늘을 먹지 않습니까? 말하자면 마늘을 먹는 민족은 귀족 민족이 아닙니까? 옛날에는 서양의 해적이 마늘을 구할 수가 없어서 약탈을 하고, 새로운 대륙을 발견한 것도 다 양념을 구하기 위해서였습니다. 콜럼버스의 아메리카 대륙의 발견도 양념 생산지로 가는 길을 개척하다가 이루어진 것입니다." 이 말을 듣고 그 선배 교수는, 속으로는 어땠는지 모르겠지만, 더 이상 마늘이니 김치니 하는 얘기를 꺼내지 않았다.

여러 해 전에 심리학과 교수들 3명과 모 대학교에 초청을 받아 침대차를 탔었다. 그곳에서 맥주 한 잔을 하고 있다가 미국 신부인 성신대학의 교수가 옆에 앉아 있어 맥주를 권하고 얘기를 나누었다. 교수는 도중 일행이 심리학 교수인 것을 알고는 성신대학의 학생들 가운데 신부가 될 학생을 추려내는 성격검사를 할 수 없냐는 얘기를 나누었다. 그리고 자기는 미국에서 한국에 온 지 3년이 되는데 한국말도 배우고 한국 음식도 김치만 빼고 안 먹어 본 음식이 없다고 하였다.

이에 나는 당신은 3년 동안이나 한국말을 공부했다고 하면서 그 정도 밖에 되지 않느냐? 우리는 미국에 도착하는 순간부터 영어를 사용해야 한다. 그리고 김치는 한국의 정수다. 김치를 먹지 않고는 한국 음식을 먹었다고 할 수가 없다고 했더니, 그는 김치는 너무 맵다고 했다. 나는 또 한국적인 것은 매운 것이다 하면서 좀 무안을 주었더니 기분이 상한 모양이다. 이튿날 아침에 일어나서 아침 인사도 못할 정도로 기분이 썩 좋아 보이지 않았다.

이러한 반응은 한국 사람들이 외국인 특히 백인이라면 무조건 받드는 것에 젖은 결과인 듯싶다. 리처드 러트란 영국 성공회 신부가 한국말로 쓴『풍류한국』이란 책을 보면 그가 20대 초에 한국에 부임했을 때의 일화가 있다. 일요일, 서양 선교사의 모임에 나갔더니 선교사들이 충고하기를 한국 음식은 영양분이 없으니 먹지 말라고 신신당부를 하더란다. 그러나 매일같이 한국 음식을 먹고 한 달 후에 서양 선교사 모임에 나갔더니 서양 선교사들이 무엇을 먹고 그렇게 건강해졌느냐고 놀래기에 한국 음식을 먹었다고 하니 전부 의아해 했다고 한다.

그는 한국에 20년 있는 동안에 한국문학을 공부해서『구운몽(九雲夢)』을 영어로 번역한 공로로 동인문학상을 받기도 했다. 그는 한국 문화, 한국 음식을 예찬하고, 한국에 온 지 얼마 안 되어 영국 여자와 결혼을 했다. 20여 년 한국에 있는 동안 일요일에 서양 선교사들 모임에서 먹는 점심 외에는 한국 음식만 먹으며 지냈고, 부인도 한국 요리를 배워 영국으로 돌아갈 때에는 영어로 한국 요리책의 원고를 완성해서 귀국했다고 한다.

그리고 영국에 돌아가면 미나리를 먹지 못하게 되는 점이 한스럽다고 말했다고 한다. 이렇게 선입견이 없는 외국 사람의 경험으로는 한국의 음식이나 문화 등 한국 사람에게 좋은 점이 많은데도 불구하고 일제 때부터 해방 후 지금까지 자조적인 표현인 엽전사상이 불식되지 못하고 새로운 세대에 까지 열등의식을 심어 주고 있다.

물론 그 동안 우리의 업적으로 자부심이 많이 높아지고 정부에서도 그러한 방향으로 시책을 펴 나가고 있는 것도 사실이나, 아직도 전도가 필요하다.

그것은 보신탕을 강제 추방하는 사건에서 잘 나타나고 있다. 어느 나라에서도 극히 소수의 외국인이 싫어한다고 해서 자기 나라 음식을 배척하는 국민이 있다는 얘기는 들어보지 못했다.

지각없는 외국인, 일본이 심어준 열등감, 그리고 스스로 일본을 물리치지 못한 자신에 대한 증오심 때문에 자기 자신의 좋은 점은 보지 못하고, 자기 것을 존중하고, 연구하고, 가꿀 줄 모르고 자기의 것이 무엇인지를 알지도 못하는 풍조가 해방 후 45년이 되었지만 여전히 지배적이다. 이는 일제 잔재가 남아 있기 때문이다.

우리 집 아이들도 대학 전후 때에는 서양 요리를 좋아하여 김치를 잘 먹지 않고, 서양 샐러드를 좋아하다가 대학원을 다니고 졸업하면서부터 김치나 한국 음식을 찾았다.

해방 후 신문이나 라디오, TV에서 영양 학자들이 한국 음식은 단백질 등이 부족하니 고기를 많이 먹어야 한다고 해서 한국 음식을 먹으면 영양부족에 걸린다는 인상을 주었다.

최근에는 서양의 과학자들이 연구한 결과를 보면 세계 최고의 건강식품이 한국 음식이라는 것을 알 수 있다. 최근 우리나라에서 개최한 식품에 관한 세미나에서는 한국 음식이 좋다는 발표가 있었다는 기사를 보았다. 극히 적은 수의 학자가 김치를 분석하여 최고의 식품이라고 주장을 한 사람이 있어도 대부분이 외국 연구에 좌우되고 있는 것이 현실이다.

러트 신부처럼 과학적인 분석이 아니고 자기 몸으로 증명하는 한국인과 일본인 사람이야말로 진리를 탐구하는, 정신이 건강한 자세인 것이다. 한국 음식은 너무 맵고 짜게만 먹지 않으면 맛있는 최고의 건강식이라는 증거가 속출하고 있다. 한국 음식을 싫어하는 사람은 정신이 건강하지 못한 사람이고 사물을 있는 그대로 보는 능력이 없는 사람이라고 생각한다.

일본인이 마늘에서 아로나민을 뽑아내고, 최근에는 미국에서 마늘의 살균·항암 등 여러 가지 효능이 발견되어 마늘 먹기운동이 일고 있다는 소식을 하늘에 있는 선배 교수는 어떻게 받아들일 것인가?

한국 사람의 인정

근래에 우리나라 고려대장경의 근원을 연구하기 위해서 돈황과 북경
(北京)을 왕래하는 미국 친구가 서울에서 국제회의를 마치고 귀국한다
는 전화를 했다. 저녁 8시가 되어야 환자 치료가 끝나는 나는 화요일
아침 7시에 아침 식사를 같이 하기로 약속을 했다.

화제는 대장경 연구에서 시작해 미국 문화와 한국 문화, 일본인의
기질, 지난번 서울에서 개최되었던 태평양정신의학회 얘기 등이 었
다. 외국인이든 한국 사람이든 한국에 오면 이렇게 초대하는 사람이
많아서 일찌감치 약속을 해 두지 않으면 조용히 저녁이라도 같이 할
기회가 없는 경우를 가끔 겪게 된다. 그만큼 우리는 인정이 많은 사
람들이라는 것을 자타가 다 인정하고 있다.

그 친구는 중국 공산당이 몇 달 전과는 달리 급속히 변해 가고 있
다는 사실에 꽤 놀라고 있었다. 북경의 호텔 창문에서 내다보니 곳곳

이 건축, 공사 현장이었다는 것이다. 지난번 공동 자금으로 중국의 대장경을 인쇄하자는 미국의 제안에 대해 외국의 자금은 절대로 사용할 수 없다고 완강히 공동 출판을 거절했던 것이 불과 몇 달 전이었는데, 이번에는 자진해서 미국으로부터 오십만 불을 출자해서 출판을 하자는 제의를 하더라는 것이었다. 나는 중국 공산당 정부가 대한민국과 문화 교류를 공식적으로 표명했기 때문에 중국 공산당에 갈 것을 대비해서 중국어를 배우고 있는데 말을 배우다 보니 중국 문화와 한국 문화가 상당히 이질적인 면이 있음을 발견하고 놀랐다고 하니까 그는 중국과 한국의 공통점으로서 부모, 특히 아버지가 아들을 사랑하는 지극함이 부럽다고 했다.

외국 친구나 한국 친구에게 '서양 문화는 소외(疏外) 문화고 우리 문화는 관계(關係) 문화'라는 나의 말이 뇌리에 박혔는지 요사이 미국에서는 지지 집단이 굉장히 늘어나고 있다고, 미국 사회가 좋아지고 있다는 듯이 얘기를 한다. 그래서 나는 소외와 고독의 극복은 가정내 부모 형제에게서 이루어져서 이웃·사회로 확충시켜 나가야지 가족 간에는 소외시키면서 가정에서 소외된 사람들끼리 남을 지지한다는 것은 잘못된 것이 아닌가 했더니 고개를 끄덕인다.

그러면서 그는 장차 컴퓨터 중독자가 생기지 않겠느냐고 걱정을 한다. 나는 그 말을 듣고 정말 마약중독처럼 컴퓨터 중독이라는 병명이 생길 가능성도 있다고 했다. 약물이나 알콜이나 마약에 습관성으로 중독되는 사람이 있는 것처럼 컴퓨터 중독도 성격상 사람과의 접촉을 꺼리는 사람이 중독되지 않겠느냐고 했더니 소프트웨어를 이상하게 만드는 사람도 있을 수 있다는 말을 한다.

일본인의 말을 우리나라 정부나 나 자신도 바로 이해 못해서 우리가 외교적으로 손해를 보는 경우가 많다는 얘기서부터 시작하여 서울에서 있었던 태평양정신의학회 진행 과정에 대한 미국이나 기타 외국 동료들의 불평에 대한 얘기도 나눴다.

몇 해 전에 일본의 교토(京都)에서 있었던 세계정신의학회 지역심포지움 때 참가자들은 매일같이 시내 중심가에 있는 호텔에서 택시를 타고 회의장을 왕래해야 했던 점, 환영이나 송별 파티에서도 먹을 것이 없었다는 점, 커피도 일일이 돈을 주고 사먹어야 했다는 점 등 외국 사람들의 불평이 이만저만이 아니었다. 특별 강연으로 불교대학장이라는 연사가 선(禪)에 대한 강연을 하는데 옆에 앉은 서양 여자가 선이란 살아있는 건데 힘없는 죽은 소리가 무슨 선이냐면서 나가버릴 정도였고, 각 나라의 중요한 인사들만 몰래 식사 초대를 해 불만을 사기도 하였다. 이것도 자기네들과 평소에 친한 사람만 초대하고 그 나라에서의 비중은 무시하고, 한국이라는 나라는 인정하지 않는 식이었다. 세계정신의학회장인 파리대학의 피쇼 교수는 여비를 다 대 주었는 데도 내내 일본인을 못마땅하게 생각했다.

태평양정신의학회는 4년마다 개최되는데 첫 개최국은 오스트레일리아의 멜버른이며, 두 번째는 4년 전에 마닐라에서 있었다. 마닐라에서 할 때는 필리핀의학협회, 필리핀정신의학회, 미국정신의학회, 뉴질랜드·오스트레일리아 정신의학회의 공동 주최로 학술 논문도 미국정신의학협회에서 받고 프로그램도 미국정신의학협회에서 인쇄

하여 비행기로 실어 오는 형편이었다.

우리나라에서 개최할 때 한국은 한국전쟁과 경제 성장국으로만 알려졌지 중국이나 일본과 같이 인종이나 말, 문자, 문화적인 면에서 어떠한 관계가 있는지를 모르기 때문에 특별 강연을 준비하였다. 미국인 코벨 박사는 일본에서 참선을 7년 이상 했다. 그는 빙하시대에서 현재까지의 고고학(考古學) 연구 결과를 소개하고, 한국 문화와 일본 문화를 고분과 미술품을 통해 비교하도록 함과 동시에 슬라이드를 비쳐서 강연을 했다.

코벨 여사는 가끔 일본 말을 섞어가면서 일본에 있는 고분벽화를 천연색 슬라이드로 설명했다. 옛날에 한국 사람들이 배에다 말을 싣고 일본에서 내리는 장면을 보여 주면서 일본의 천황이나 지배계급은 한국 사람이었으며 일본 문화는 한국 사람이 만든 것이다는 것과 본래 한국 사람이 형인데 요사이 와서 일본인이 형 노릇 하려고 하기 때문에 문제가 생긴다고 덧붙였다.

첫날 개회 전에 일본인 욕을 하던 외국인들은 개회사에서 내가 서양은 도(道)와 우리문화를 배워보라는 말에 이어 푸짐한 한국 음식과 음악에 완전히 도취되어 안정감 있고 즐거워 보였다. 다음날 저녁 환영 만찬회에 이어 민속 공연에서 한국 문화에 깊은 인상을 받았고, 다음날 아침, 앞서 말한 특별 강연에서 절정에 달하는 느낌이었다. 그날 재미교포 정신과 의사 환영 오찬회에서는 한국인으로 태어난 데에 자부심을 느끼고 이제는 미국에서도 꿀리지 않겠다는 소리가 나오니 정말 흐뭇한 표정이었다.

송별연을 겸한 마지막 날에는 각국 대표로 하여금 한마디씩하게 하고 끝난 후에 노래를 부르게 했는데, 미국 대표는 '한국학회가 과연 도움 없이 해낼까 걱정을 했는데 훌륭하게 회의를 운영하였으며, 한국 정신의학은 세계 정신의학의 지도에 확고한 자리를 차지했다. 앞으로 도를 배우겠다'면서 나와 악수를 나누며 다음 세계는 당신네들의 세계가 될 것이라고 하고 자리로 돌아갔다. 일본 대표를 빼놓고는 모든 나라 사람들이 한국 정신의학 수준이 높다고 했다. 그들은 일반 임상과 도(道)와 정신 치료를 주로 말하였으며 후하고 친절한 접대에 가장 강한 인상을 받은 느낌이었다. 그것은 교황이 한국에 와서 느꼈던 것처럼 대부분의 외국인이 평생 처음 경험한 것이 아닌가 싶다.

나는 똑같은 사람이 서울에서는 혈색이 좋아지고 인물이 나고 여자의 경우 미인이 되는 것을 관찰했다. 이것은 바로 우리의 인정(人情)으로 푸근하고 경계나 긴장, 고독을 느낄 필요없는 마음이 되었기 때문이라고 나는 생각한다.

자제력

우리나라에서 잘못 이해되고 있는 것이 많지만 그 중의 하나가 자제력이다. 이것은 자유가 책임없는 방종으로 오해되는 것과 비슷하다. 정신분석의 시조인 프로이트 자신은 지극히 도덕적이고 자제력이 강하고 이성(理性)의 힘을 믿는 사람이었다고 보았다. 그러나 무의식적으로 성적 충동이나 공격적인 충동이 억압되어 노이로제나 정신병에 걸렸다고 보았다. 이러한 충동은 억압하지 않는 게 바람직하다고 잘못 알려져 자녀 교육에 있어서 부모의 통제나 규율이 등한시되었다. 그 결과 자기의 충동을 주체 못하는 아이들이 늘어나 살인·강간·강도 등 여러 가지 청소년 범죄가 증가하고 마약중독이 격증했다. 우리나라에도 이 물결이 들어오고 있다는 것은 이미 잘 알려진 사실이다.

서양에서도 이미 오래 전부터 프로이트의 심리학이 잘못 보급되어 이러한 결과를 가져오는 데 중요한 원인이 되었다고 했지만 가정이나 학교·사회에서의 청소년 교육에 얼마나 반영이 될런지는 예측하기 어렵다. 최근에 우리나라 교육계에서도 체벌을 합법화하자는 움직임이 일고 있다. 우리나라 청소년들의 자제력이 약해져 가고 있기 때문에 자제력을 길러 주자는 의도도 다분히 있는 것으로 짐작된다.

작년에 내가 노상에서 겪은 충격적인 일이 있다. 집을 나와서 몇십 미터 걸어 네거리에 이르니 빨간색 배낭이 주인을 잃은 채 길가에 놓여 있기에 걱정이 되어서 걸음을 멈추고 있으니 자가용 운전자들이나 택시 운전자들이 쳐다보고는 대부분 궁금해 하면서도 그냥 지나갔다. 한 택시가 멈추고 배낭에 손을 대니까 바로 내 등 뒤에서 노한 여자의 목소리가 들려왔다. 돌아보니 고등학생 쯤 되보이는 학생이 이쪽을 노려보고 있지 않은가. 물론 나와 시선이 마주쳤지만 조금도 표정이 누그러지는 기미가 없었다. 또 한 번은 버스를 타고 성북동 경찰서 앞에 내려서 다리를 건너려고 하는데 초등학교 5학년쯤 되는 여자 아이가 자동차가 지나다니는 길로 지나가길래 내가 놀라서 위험하다고 주의를 주었더니 오히려 귀찮다는 듯이 노려보는 것이었다.

나는 평소에 요즘 우리나라 청소년들이 무절제하고, 어른을 몰라보고, 난폭해지고 버릇이 없는 점을 우려하여 우리의 전통적인 좋은 관습을 부활시킬 수 있는 방도가 강구되어야 한다는 필요성을 느끼고 있던 터라 이 두 여학생의 행동은 더욱 충격적이었다. 더구나 그 두 학생의 외양을 보건대 사회의 상류층에 속하는 가정에서 자라고 있을 것이 분명했다.

나는 평소에도 해방 후와 6·25전쟁 때 학생 생활을 보낸 세대들이 다른 세대에 비해서 월등히 자제력이 부족하고 폭력성이 짙고 심지어 대학 교수 중에도 많다는 것을 관찰하고 있었다. 이 세대는 지금은 육십을 바라보고 있다. 그리고 젊은 남자들이 난폭해지는 경향이 있고 때로는 여자가 난폭하다는 인상마저 받고 있었기 때문에 다시금 이 문제에 대한 원인을 생각하지 않을 수 없었다.

우선 내가 치료한 젊은 남녀들이 떠오르고 해방 후의 우리나라 성인 사회의 어른들의 본보기와 가정교육、학교교육、사회교육이 그 이전과 판이하게 다르다는 것에 생각이 미치지 않을 수 없었다. 물론 칠십 년 전에 쓴 이광수의 『민족개조론』이나 최현배의 『조선민족 갱생의 길』을 보아도 도덕적 타락을 개탄하고 있고 마치 말세처럼 얘기를 하고 있지만 지금과 같은 정도는 아니었다.

오늘 아침 어떤 일간지의 사설에서 본 광복 전에 임시정부에서 발행한 공채를 아직도 법조문이 없어 갚지 못하고 있다는 것과 우리들의 청소년 문제와 밀접한 관계가 있다고 나는 본다. 이광수나 최현배가 본 도덕도 나라가 일제의 지배하에 있던 처지에 한국인으로서의 도덕적인 모범을 보이는 것은 위험한 일이었고, 광복 후에도 이승만이 정권 유지를 위해서 친일파 민족 반역자와 손을 잡고 반민특위(反民特委)를 해산시킨 데에서 원인을 찾을 수 있다.

왜냐하면 민족 반역은 단순한 살인죄나, 어떤 범죄보다도 무거운 범죄임에도 불구하고 범죄를 불문에 부치고 범죄자들이 나라를 다스리고 국민을 교육시키고 치부케 했으니 어떻게 젊은이들이 올바른 모범으로 삼을 수 있었을 것이며 도덕적인 기준을 삼을 수 있었겠는가.

최고의 악을 다스리지 않으니 모든 다른 악(惡)은 악이 아니게 되고 오늘날까지 해방 후 38년을 갖가지 불법과 부도덕이 행해지고 있는 것이다. 애국자나 양심적인 사람은 물심양면으로 대우를 받지 못할 뿐더러 갖가지 박해를 받아 온 것을 젊은이들이 느껴왔다는 것이 제일 큰 원인이다. 한마디로 표현하면 어른들의 자제력이 먼저 무너졌다는 뜻이다.

다음으로 시선을 좁은 범위로 돌려보면 여러 해 전에 어떤 여대생이 친구의 권유로 몇 번 나를 찾은 일이 있었다. 그녀는 아버지가 회사의 사장인 부유한 집안에서 어머니도 있고 형제들도 있는 다복한 가정을 갖고 있었다. 그러나 그녀는 번번이 집안의 기물인 피아노나 전축을 부수는 게 버릇이었다. 하지만 아버지는 꾸중도 않고 새것을 사준다고 했다. 왜 부수느냐는 나의 물음에 "집에는 가족 간에 정신적인 교류가 없다."고 했다.

물질은 무한정 공급되지만 정신적인 것이 없다는 외침은 나의 진찰실에서 너무나 많이 들어 온 얘기다. 그래서 제3공화국 당시에는 국민들이 물질적으로 풍요로우나 정신적인 것이 없다고 많은 사람들이 외쳤다. 그것에 부응해서 제2의 경제로서 정신 문화를 창달한다고 여러 가지 시책을 펴고 한국한국학중앙연구원도 설립하여 운영하고 있다.

또한 우리의 전통문화를 말살하고 외래문화를 비판 없이 받아들여 취사선택을 제대로 하지 못한 데 원인이 있으며, 어린이와 여성을 존중한다는 취지는 좋지만 남자와 어른의 존재가 유명무실화되는 경향이 현대의 여러 병폐를 가져왔다는 사실을 명심해야 한다. 청소년 문제뿐만 아니라 정치적·경제적·문화적 혼란도 어른이 없다는 데에서 온다. 인격적으로 미숙하고 경험이 없는 부모들이 생활하고, 자녀를 기르고, 사랑하기 때문에 자제력이 없는 젊은이들이 양산되고 있다.

정신 건강은 자기 억압이 아닌 극기(克己)나 자기조복(自己調伏)이고, 자제(自制)이기 때문에 이러한 인격 성숙의 최고 목표를 지향해 온 우리의 전통을 현대화시켜서 실천해 나가는 것이 진정한 선진 문화를 지향하는 길이라고 생각한다.

서양의 상담이나 정신 치료에서도 자제력이 인격의 성숙이고 정신의 건강이라는 것이 강조되고 있듯이 자제력은 우리 정신 건강에 제일 중요한 것이다.

대일 감정
(對日)

나는 어려서부터 우리 동포들이 외국, 특히 일본을 찬양하고 한국을 스스로 멸시하는 것이 못마땅했었다. 최근에는 정신과 의사로서 환자를 진료하는 동안에 그 원인을 알아내 '한국인의 민족신경증'이라는 이름을 붙여서 기회가 있을 때마다 발표를 하고, 우리나라 지도층에 있는 사람들에게 이해시키려고 노력해 오고 있다.

석가모니께서 외친 '천상천하 유아독존'이라는 마음가짐이 최고의 정신 건강이다. 남에게는 나나 나의 민족이나 나라가 아무런 값어치가 없다 하더라도 나에게 있어서는 우주에서 가장 존귀하다는 자각이 최고의 정신 건강이다. 정신이 건강하지 않은 자는 자기를 멸시하고 말살하면서 남이 자기를 인정하고, 사랑하고, 존경하고, 대우해 주기를 바란다. 이러한 모순을 깨닫지 못하는 것이 노이로제고 중생이다. 나는 누구나 한국 사람이면 아니 한국 사람뿐만 아니라 어느 나라 사람이건 일본이나 일본 문화나 일본인을 찬양하는 사람을 보면 그 사람은 정신 건강에 결함이 있고 성실성이 결여되어 있음을 발견한다.

물론 일본의 어떤 단편적인 성취를 말하는 것은 별개의 일이다. 가령 일본의 경제성장이나, 자동차 공업, 전자 공업에 대한 언급은 사실을 말하는 것에 불과하기 때문에 일본의 국가 시책, 일본의 문화, 일본인의 성격을 전체적으로 찬양하는 경우와는 다르다.

노이로제 환자와 외국이나 외국 문화, 외국인을 찬양하고 자기 민족이나 문화를 말살하는 사람은 다 같이 자기의 주체성을 억압하는 원수를 물리치지 못하고 자기 자신을 말살·비하·멸시·증오하고, 자기가 물리치지 못한 원수를 숭상·모방하려고 한다.

서양에서는 이러한 현상을 '공격자와의 동일시'라고 부른다. 일본의 근대화가 이런 현상에 속하고, 일본의 근대화를 모방한 한국의 근대화도 이에 속한다. 우리는 의식, 무의식 중에 받은 일본병에서 벗어나는 게 시급하다. 새로운 세대의 등장과 더불어 한국의 근대화도 일본과 달라지고 있는 점이 드러나고 있지만 아직도 과거 일본에 굴복한 세대의 영향을 불식하기에는 전도요원한 느낌이다.

젊은 세대에까지 물들어 있는 일본이나 일본인에 대한 비뚤어진 인식을 바로 잡기 위해서 몇 가지 예를 들어 보겠다.

지금으로부터 이십여 년 전 일이다. 친한 선배를 만났더니 나에게 모 대학 대학원생으로 한국사를 연구하러 온 일본 청년이 있는데, 나이는 27세이고, 7개 국어를 하며, 50대 일본인의 인상과는 전혀 다른 성실한 면이 있다고 한번 만나보기를 권해서 다방으로 불러내었다.

나는 원칙적으로 일본인은 믿을 수 없다는 생각을 갖고 있어 한번 만나보고 실물로서 증명을 해 보이기로 마음을 먹었다. 내가 늘 주장했던 일본인의 성격, 인간성을 보여주기 위해서 내 제자들도 불러 일곱 시간을 영어로 대화하였다.

어떻게 해서 한국까지 와서 한국사를 공부할 마음을 갖게 되었는가를 물어보니 자기는 한말에 세계 각국이 한국을 중심으로 각축을 벌이고 있었으므로 한말의 한국의 외교사를 연구하면 세계 외교를 이해하는데 큰 수확이 있을 것 같아서 한국에 왔다고 했다. 이 말에서 나는 일본인의 끈덕진 침략 근성을 다시 한 번 그의 태도와 마음가짐에서 느낄 수 있었다. 간간이 내가 일부러 모욕적인 말을 던져도 화나는 태도나 말이 없었다. 물론 동석한 선배나 제자들은 너무 하지 않나 하는 눈치였다. 한 일곱 시간을 이렇게 보내고 나서 자리를 파하고 밖으로 나와 정원에 서 있는 일본인 학생을 보니 전신이 벌겋게 달아오른 것을 관찰할 수 있었다. 그의 화가 좀 가라앉기를 기다려서 화가 나지 않느냐고 물어보았더니 일본인은 이해관계가 아니면 화를 내지 않는다고 했다.

여러 해 전에 서울에서 한일문화협력위원회 제2차 회의가 열렸을 때의 일이다. 나는 평소에 한국 정부 대표나 국회의원, 예술인, 종교인, 대학 교수들이 일본에 가서 강연을 할 때나, 우리나라에서 일본인을 대할 때 일본 말을 사용하는 것이 못마땅하였다. 일본인이 영어를 할 줄 알면서도 한국인이라면 일본 말을 하려고 하고, 어떤 한국인은 일본 말을 잘하는 것을 일본인에게 과시하는 경향도 있었다. 이 모임에서는 과연 어떻게 할 것인가 궁금해서 나는 참가자로서 초청을 받지 않았으나 주최 측에 요청하여 청중으로 참석하였다.

가보니 일본 말과 우리말의 동시통역이 준비되어 있는데도 불구하고 한국대표의 기조연설은 틀림없이 일본 말로 통역이 되는데 일본대표가 연설하는 기조 강연은 우리말로 통역이 되지 않았다. 물론 우리 측 참가자 중에는 일본 말을 모르는 사람들도 있다. 그 까닭을 사회를 맡고 있던 교수에게 물어보니 약간 귀찮아하는 기색을 보이면서 한국말을 일본 말로 통역하는 통역사는 한국 사람이고 일본 말을 한국말로 옮기는 통역사는 일본인이라고 한다.

일본인 통역사는 고의적으로 일본 말 통역을 하지 않았던 것이다. 나는 왜 우리나라 주최 측이나 참가자들이 시정을 요구하거나 항의를 하지 않는지 한심하기 짝이 없었다.

일본인들의 한국 사람이나 한국에 대한 이러한 고의적인 책략은 끝이 없다. 한일회담 당시, 일본이 한국 발전에 기여했다는 망언을 비롯하여 심심하면 독도 영유권을 주장해서 한국정부나 국민의 분노를 사곤 했다. 또한 일본에서 열리는 운동 시합 때면 유독 한국과 대전할 때만 일본 국가를 먼저 부르는 따위로 한국 선수들의 심리적인 약화를 노린다. 나는 정신 치료를 하기 때문에 그들의 속셈이 환히 보인다. 이런 경우에 일본의 의도를 꺾지 못하면 우리가 꺾이는 것이 틀림없기 때문이다.

앞서 말한 한일문화협력회의 일본 대표라는 자는 동경대학 명예

교수고 퇴계학회 이사장이고 유학에 조예가 깊은 석학이라고 했다. 한국철학회에서는 이 자의 강연을 듣겠다고 철학 교수들이 모 대학 교실에 수 십 명이 모여 한 시간 두 시간 기다렸지만 그는 나타나지 않았다. 일부에서는 해산하자는 제안도 있었지만 해산은 하지 않고 기다린 많은 한국 사람이 피해를 입었다.

　물론 주최측도 늦어지면 해산하는 것이 당연한데 그렇지 못한 것 역시 한국인의 노예근성으로 생각한다. 그리고 이 자가 떠나는 날 모 대학 원장실에서 간담회를 한다고 나오라고 했다. 나는 일본인이나 우리나라 사람들의 자세를 바로잡기 위해서 시간을 내어 나가 보았다. 이 자가 일본 말로 서울을 '게이조', 경주를 '게이슈' 하니 옆에 앉은 이공대학장이 "'게이조'가 다 뭐꼬?" 한다. 시간이 없으니 한 사람만 질문하라고 해서 다른 사람의 양보를 받아 내가 질문 하게 되었다.

　"당신은 내가 듣기로는 일본 학계에서 유학에 조예가 깊다고 하는데 유교 정신으로 옛부터 현재까지의 한일 관계를 어떻게 보느냐."고 질문을 했다.

　그는 판단을 할 자료가 없어 답변을 못하겠다고 했다. 나는 그 순간 '너는 유교정신이 없는 놈이구나. 잘 됐다'고 생각하고, "일본은 한국으로부터 많은 혜택을 받은 반면 한국에 대해서는 일방적인 해만 끼쳤다. 2차 대전이 끝나고 일본이 항복한 뒤에도 일본정부나 국민은 그들의 역사적 과오를 반성하지 않고, 『논어』에 '공자는 원한을 덕으로 갚을 것이 아니라 직(直)으로 갚아야 한다'고 했는데도, 한국 정부나 국민은 일본에 대한 원한을 덕으로 갚고 있다."고 했더니 나이 많은 학자들을 비롯하여 일본인도 통역을 듣고 숙연해지더라는 말을 들었다. 사실 일본에 대한 우리의 태도에도 문제가 있다. 일본인이나 일본 문화에 대한 찬양은 옳지 못한 태도라고 생각한다. 따라서 나는 일본인은 무조건 누르는 것을 원칙으로 하고, 일본 말을 사용하지 않는다.

학문과 정신 건강

학문이라면 옛날에는 마음을 정화(淨化)하는 수단으로 하거나, 마음 공부였다고 말할 수 있겠지만 글을 읽는 것 역시 부처나 성인이 되기 위한 하나의 방편이었다. 그래서 노자의 『도덕경(道德經)』에도, 학(學)을 하면 나날이 불어나고 도(道)를 하면 나날이 덜고 덜어서 함이 없는 경지에 이르러 하지 않음이 없게 된다[爲學 日益 爲道日損 損之又損 以至于無爲]라고 말하고 있다. 말하자면 글공부를 하면 나날이 지식이 늘어나지만 도를 닦으면 나날이 욕심이나 집착이 줄어서 욕심이나 집착이 없는 무애지경(無碍之境)에 이른다는 뜻이다. 불교에서는 업식(業識)이나 윤회를 벗어나야 한다고도 하고 진여에 도달하려면 별업망견(別業妄見), 동분망견(同分妄見), 생사지심(生死之心)을 타파해야 한다고도 한다. 따라서 마음이, 업식이 정화되지 않은 상태에서는 모든 학문을 망상이라고 본다. 그렇기 때문에 옛날 사람들은 학문의 목적을 수도에 두었었다.

그러나 조선조 말에 서양 문명을 먼저 받아들이고 문화를 모방한 일본에 압도되어 우리나라의 교육이나 학문은 우리의 좋은 전통을 버리고 개화다, 근대화다 하는 미명 아래 학문과 수도가 분리된 서양의 교육이나 학문을 받아들이고 말았다. 이런 것들이 얼마나 잘못된 것인가에 대한 자각이 부족한 상태가 우리나라의 현실이다.

서양에서도 소크라테스까지만 해도 철학의 목표가 인생을 사는 지혜를 얻는 것이었는데, 그의 제자인 플라톤부터는 도(道)가 아니고 학(學)이 되고 이론이 되어서 지금 우리의 교육이나 학문 모든 분야에 걸쳐 좋지 않은 영향을 주고 있다. 플라톤의 『파이돈』에도 진리에 도달하려면 '카타르시스' 즉 정심(淨心)을 해야 한다고 말만 했을 뿐 수도(修道)를 실천하지 않았던 것이 서양 역사고, 이것이 우리 전통과 차이점이다.

내가 우리나라 사람이나 동양 사람들의 학문하는 태도에 대해 평소에 느끼고 있는 공통점은 동양은 자국의 문화를 우습게 보고 알려고도 하지 않으며, 그나마 서양의 문화도 완벽하게 모르는 채 무조건 서양 것에 매달리는 경향이 있다는 것이다. 우리나라의 모든 분야가 그런 경향을 나타내고 있지만 여기서는 주로 학문에 종사하는 학자들의 건강하지 못한 점을 지적해 볼까 한다.

먼저 지난번 국회 공청회에서 있었던 '국사 되찾기 운동'에 대한 사람들의 논쟁이다. 이 논쟁은 그 전부터 있어 온 일이지만 나 자신도 한일회담 당시에 한국인의 주체성과 학생 지도의 이념을 토론하는 자리에서 민족주체성을 회복하려면 일제가 남긴 식민사관(植民史觀)을 탈피하고 민족사를 바로잡는 작업이 먼저 이루어져야 한다는 견해를 피력한 적이 있다. 그 후 한 9개월 지나 모 일간지에서 사설로 이 문제를 다루었다. 고려대학교에 저명한 국사학자 몇 명이 모여 식민사관을 탈피하고 '민간 사학자'와 협동한다는 결론을 지었다는 것이다. 여기서 '민간 사학자'라고 하는 것은 '관학자(官學者)'가 아닌 사람들을 지칭하며 국사를 전공하지 않은 사람들로 국회에 올바른 국사를 찾아 달라고 청원을 한 사람들이다. 이들의 논쟁을 보면 민간 사학자들은 관학자들의 식민사관에 격분한 나머지 요설이 나오게 되고 관학자들은 민간 사학자들의 역사 연구의 훈련이 부족해서 비과학적이라고 비난한다. 공정한 입장에서 본다면 관학자들이 우선 민간 사학자들의 애국심에 머리를 숙이고 받아들일 것은 받아들이고 확실치 않은 것은 앞으로 기다려 보자고 설득을 해야 되는데 어려워 보인다. 관학자의 잘못은 현재도 일본 정부는 학자들이 역사를 왜곡시켜 국사를 교육시키고 있는 현실을 바로잡지 않는 점이다. 그리고 '일본 천황은 조선인이다', '고대 일본은 한국의 분국이다', '일본 문화는 한국인이 형성했다'는 역사적 사실이 국사 교과서에 없는 것이야말로 비과학적이고 국사를 왜곡시키는 식민사관이라는 것을 인정하지 않는다.

관학자들의 '과학적'이라는 것은 자연과학을 훈련한 사람들의 입장에서 보면 아주 비과학적이라는 것을 분명하게 볼 수 있다. 동서를 막론하고 신화나 구전되는 말들이 나중에 거짓이라는 증거가 밝혀진

예가 허다하다. 이번 국사 논쟁에서 다룬 단군신화도, 조선말까지는 단군을 모셔왔다는 옛 기록이 남아있음에도 불구하고 한국이 일본보다 역사가 긴 것이 못마땅해서 단군을 없애버린 것이다. 그럼에도 불구하고 해방이 된 후에도 그대로 일본인들의 방침을 답습하고 있는 것이 애국심이 없고 상식적인 사고가 아니라는 것을 알 수 있다. 단군이 존재했다는 증거가 없는 한 단군을 인정할 수 없다는 것은 아버지의 묘가 없으니 아버지가 없다는 것과 같다. 자기가 존재한다는 자체가 아버지가 있다는 증거라는 것을 아는 것이 과학적이 아닌가? 건전한 판단을 하는 사람이라면 옛부터 조상이 믿어온 것을 반대의 증거가 없는 한 그대로 두어야 한다는 것은 과학 이전의 문제이다. 거꾸로 말하는 자기들의 잘못을 깨닫지 못하고 있다.

이와 비슷한 예가 경주의 첨성대가 천문대냐 아니냐를 가지고 여러 해에 걸쳐 네 차례나 토론회를 가진 일이다. 이 논쟁은 시간과 경비의 낭비를 가져온 실례이다. 이 문제에 있어서도 국사를 담당하는 교수의 사고방식이 비과학적이고 물리학이나 천문학이나 자연과학을 하는 교수의 주장이 과학적이라는 점을 쉽게 발견할 수 있다. 『삼국사기』나 『삼국유사』, 『동경잡기』등 여러 문헌에도 천문을 관측했다고 기록이 있고 세계적으로도 제일 오래된 천문 관측소로 되어 있는 것을, 확실한 증거도 없이 천문 관측소가 아니라 불교의 제단이라는 등 엉뚱한 생각을 하는 데 놀라지 않을 수 없었다.

단군 문제와 마찬가지로 조상을 무시하고 멋대로 노는 태도의 일단으로 보인다. 우리나라 학계에서는 외국 가서 박사가 되고 돌아와서는 선인들의 연구는 무시하고 외국의 이론을 우리나라의 현실에 아무런 비판 없이 적응시킨다든지 마치 자기가 그 방면의 시조인 양 행세하려고 하는 일군의 학자들이 있다. 이런 사람들은 공부를 열심히 하는 부류에 속하지만 진리 탐구를 위해서 학문을 하기보다 명예나 돈, 권력 추구의 수단이나 무기로 삼고 어떤 학문이나 학자의 이론에 매달려 있기 때문에 진리에 도달할 수가 없음을 발견한다.

이러한 병폐는 비단 국사뿐만 아니라 학문의 모든 분야와 문화·예술·정치·경제·종교·체육, 우리의 의식주와 일상생활의 행동에 이르기까지 만연해 있다. 그 근원을 따져 들어가 보면 우리의 주체성을 침해하는 외세나 외래 문화를 극복하지 못해서 일어나는 현상이다. 이러한 학자들의 병폐는 자기를 말살하고 있기 때문에 조상을 말살하는 것이다. 물론 한편으로 이에 대한 반성이 일어나고 있고, 그렇지 않은 주체적인 새로운 세대가 서서히 성장해 오고 있다.

정신 건강은 석가모니가 외친 천상천하 유아독존과 같다. 즉 나에게 있어서 내가 우주에서 가장 존귀한 존재라는 자각이 필요하다. 자기를 존중하는 사람이 조상을 존중하지 않을 수 있겠는가.

국사 바로잡기

전에도 국사와 정신 건강, 일본인을 우리가 어떻게 다루어야 하는가에 대해서 언급을 했지만 이번에 일본의 교과서 왜곡 사건으로 국빈이나 언론이 바른 방향으로 가고 있는 것을 보고 오랜만에 흐뭇한 마음을 가져 보았다.

그러나 한 가지 빠진 것이 있어 완전히 마음을 놓을 수가 없다. 그 것은 과거에 해결하지 못한 것은 같은 실패를 되풀이한다는 인식이 뚜렷이 부각되지 않는다는 점이다. 그래서 우리 한국정신치료학회에서는 다른 분야 사람들과 같이 일본에 대처하는 자세를 과학적으로 밝힐 계획을 짜고 있다. 정신 치료를 하는 의사는 환자를 진단하고, 치료하는 데 있어서 되풀이 되는 행동을 확인하고, 그 근원을 밝혀서 과거의 해결하지 못한 문제를 깨우쳐 주어서 현재는 과거와 다른 조건하에 있고 얼마든지 해결할 수 있다는 것을 깨닫게 한다.

이러한 관점으로 볼 때에 구한말에 우리나라가 일본에 지배받은 상황과 꼭 같다는 것을 볼 수 있다. 돈 문제 때문에 일본에 대해서 의연한 자세를 취하는 데 방해가 된다는 점이다. 다행히도 일본과의 경제협력을 포기하라, 일본과의 관계를 끊으라는 소리가 국민의 목소리로 들려오는데 이것이 바로 민심이 천심이라는 말을 입증해 주는 것이다. 그것은, 즉각적인 단교보다 서서히 이루어져야 하지만 그러한 목표를 바라보고 가야 하는 것은 틀림없이 바른 길이다. 그 이상의 길이 없다. 문제는, 해방 후에 일본의 사죄를 받고 새로운 관계에서 만나야하는데 경제 문제와 집권 세력의 정권유지 때문에 사죄를 받지 못한 채 출발을 해서 오늘날과 같은 문제에 봉착하고 있는 것이다. 구한말, 5·16군사정변, 현재, 벌써 세 번째 같은 문제를 되풀이하고 있는 셈이다. 그렇기 때문에 이번 만큼은 과거의 역사를 철저하게 분석해서 다시는 그러한 실패를 되풀이 하지 않는 새로운 해결 방식을 택해야 하는 중대한 시기에 있다고 보인다.

나는 일본인들이 한일 친선을 운운하면, 일정 때부터 아는 사이이면, 우리가 일정 때와 다른 새로운 관계에서 만나야 진정한 한일친선이 이루어지지 그러기 전에는 친선이란 있을 수 없다고 말한다. 그러면 그들은 입을 다문다. 왜냐하면 적어도 우리가 그들에게 두 번이나 반성의 기회를 빼앗았기 때문이다.

해방 당시에 한국에 있는 일본인들을 무사히 돌려보내서 그들이 감사하게 생각한 마음을 망각하게 했고, 정부는 국교 정상화로, 국민은 한국에 있던 일본인이 다시오면 귀한 대접을 해서 반성의 기회를 박탈함으로써 과거의 상전과 식민지 노예의 관계로 되돌아가 있다는 현실을 잊어서는 안 된다.

동경대학을 나온 한국 환자가 병실에서 일본 잡지, 일본 책만 보고 있기에 들여다보니 《문예춘추》라는 잡지에 '한국 안의 인맥'이라는 연재 기사가 있었다. 당시의 한국의 대통령·국무총리·장관들·학계·군대·실업계 등등 대한민국을 움직이는 지도층은 거의가 다 과거 일본의 인맥이고, 지도급에 있는 내 친구들의 이름도 거의 다 수록되어 있는 것을 볼 수 있었다. 그러나 이러한 지도층 가운데 일본인이 자기들을 이완용과 같은 회원쯤으로 본다는 것을 인식하는 사람이 몇이나 될까.

나는 학생들이 대량 투옥된 60년대 중엽에 여러 전문 분야의 교수들과 이틀 동안 '한국인의 주체성과 학생 지도의 이념'이라는 주제로 논문 발표와 토론을 갖은 일이 있다. 당시에 나는 국사를 바로잡지 않으면 한국인의 주체성을 확립할 수 없기 때문에 정부와 재단들의 국사 연구 지원을 재촉한 일이 있다. 왜냐하면, 우리가 개인의 노이로제를 근본적으로 치료할 때 왜곡된 개인의 생활사를 정신 치료로써 바로잡는 것과 같이, 민족이나 인류의 정신 건강 즉 주체성은 왜곡된 민족사, 인류사를 바로잡는 데 있다고 생각하기 때문이다.

이것을 이해하기 쉽게 설명하기 위해 한 환자의 예를 들겠다. 어떤 고등학생이 한국에는 자유가 없다고 미국으로 이민을 가고 싶다고 한다. 왜 한국에서는 자유가 없다고 생각하는가를 물어보니 한국에 있으면 도저히 부모의 간섭을 벗어날 수 없다고 했다. 그러나 부모는 그들의 행동을 간섭으로 생각하지 않고 그 외아들을 사랑했다고 믿고 있다.

이러한 경우에는 아들이 정신 건강을 회복하려면 우선 자기가 간섭을 받지 않게 되어야 하는데 여태까지 간섭만 받아오고 자율적, 독립적으로 생활해 오지 못했기 때문에 부모의 도움 즉 간섭 없이는 살아갈 수가 없다. 그래서 부모에게 본인이 필요해서 요구하는 것 외에는 일체 간섭을 말라고 교육을 했다. 부모들이란 자기 자신의 불안이나 욕심 때문에 아들에게 간섭을 한다는 것과 아들에게 끼치는 부모의 영향을 깨닫게 해서 어떻게 언동을 하는 것이 부모가 바라는 대로 목적이 달성될 수 있는가를 경험을 통해서 배우게 한다. 말하자면 왜곡된 역사를 바로 잡는 것이다. 이렇게 하여 환자는 주체적인 생활을 회복한다.

위에서 말한 노이로제 환자의 경우처럼 한일 관계도 우리가 보는 역사와 일본이 보는 역사가 다르다. 우리의 일에 있어서는 어디까지나 우리의 주체적인 역사가 관철되지 않고서는 우리의 주체성을 회복할 수 없다. 노이로제 환자처럼 독립적으로 해 본 경험이 없어 자기도 모르게 의존적이고 예속적인 관계로 되돌아가는 경향이 무의식적으로 나타나는 것이 한일 관계이다.

내가 보기에는 구한말, 5·16군사정변 후 현재가 다른 면이 많지만 공통점은, 한말에 동학이 들고 일어나서 정권을 위협한 것과 5·16 군사정변 후 일부 학생이 정권 타도를 도모한다든가 현재도 일부 학생들의 저항이 정부의 대일 자세에 부정적인 영향을 준다는 것을 우리는 명심하지 않으면 안 된다.

이번에도 반정부 학생과 경제 문제와 관계없이 일본과 접촉하거나 아니면 경제 문제와 반정부 학생을 일본을 이긴다는 범국민적인 운동으로 흡수할 수 있다면 전화위복으로 우리의 앞날이 밝게 열릴 수가 있다. 이것은 정부나 정치인·기업인·학생·지식인·종교인·전 국민의 각성이 없이는 매우 어렵고, 그렇지 않으면 과거를 되풀이해 일본의 굴레를 벗어나기 어렵다.

우리의 국사 교육도 이렇게 과거에 해결 못한 문제를 분석해서, 과거의 실패를 되풀이 하지 않고 현재에서 해결해 나갈 수 있는 방안을 제시하는 교육이 되게 우리의 국사 교과서를 바로 잡아야 할 것이다.

의식 개혁

『대승기신론』에 보면 인간의 의식에 대한 세밀한 분석이 나온다. 업식(業識)에 저장되어 있는 모든 과거 경험에서, 천진 무의식적인 행동의 동인(動因)에서 전식·현식으로 파생(派生)되기까지를 무의식이라고 한다. 다음에 이 현식으로부터 지식(智識)으로, 지식에서 상속식(相續識)이 파생되어 망상이 무한정 꼬리를 물고 나오게 된다. 여기에 마지막 두 부분은 우리의 의식면에 나타나는, 볼 수 있는 의식적인 부분이라고 한다.

부처란 업식이 완전히 정화(淨化)된 백정식(白淨識) 즉 의식 개혁이 완성된 상태를 말한다. 부처 다음으로 도(道)가 높은 보살은, 전식 이하는 깨끗이 정화되었지만 업식이 조금 덜 정화된 부분이 남아 있는 상태를 말한다.

부처나 보살이 된다는 것이 어렵다고 느끼거나 불가능하다고 느끼는 사람이 많을 터인즉 의식 개혁도 어렵고, 경우에 따라서는 불가능할 수도 있다는 것을 우리는 상기(想起)할 필요가 있다.

5·16군사정변 때 인간 개조를 부르짖었지만 '하면 된다', '우리도 할 수 있다'는 의식 개혁은 경제성장을 중심으로 어느 정도 이루어졌을지 모르나 '어떤 것이든 해도 좋다'는 잘못된 의식을 심어 주게된 면도 간과할 수 없을 것이다. 그런 잘못된 의식의 소산으로 경제성장도 어렵게 된 결과, 다시 의식 개혁을 부르짖고 있다.

종교계는 사실은 의식 개혁에 앞장을 서야 할 입장에 있음에도 불구하고 도리어 속세의 탁한 금력·권력 만능의 물이 들어 신도들에게서 들어오는 돈으로 거대한 건축물만 짓기에 혈안인 실정이니, 이것은 분명히 본말(本末)이 전도(顚倒)된 상황이다.

확실하고 철저한 의식 개혁은 부처나 성인이 되는 길밖에 없으나 그것은 현실적으로 거의 불가능하다. 지금 국가적으로 지향하고 있는 의식 개혁은 우리의 생활에 지장을 주는 잘못된 정신을 뜯어 고치고 사회 정화를 해 보자는 것이다.

여기에 몇 가지 단편적인 것을 적어 볼까 한다. 비근하면서도 가장 중요한 예로, 충무공이 왜적을 무찌른 유적지에 일본군 장군의 전승비를 세우라고 허가한 어느 지방 기관장이 있다는 보도를 보면 우리나라의 지도층에 있는 사람들에게 여전히 일본 식민지하에서 노예 생활을 하던 노예근성이 그대로 남아 있다는 것을 다시 한 번 여실히 보여 주는 예라 하겠다. 문제는, 본인들은 이것이 노예근성이라는 자각이 없고 자손들의 교훈으로 삼는다는 엉뚱한 생각을 하고 있다는

데 있다.

이와 같은 현상은 부지기수이다. 전에도 임진왜란 때 치열한 전투가 있었던 벽제에 일본인들이 기념비를 세우겠다는데 찬성하는 한국 사람이 있어 충격을 주었었다. 또한 여러 해 전에 학교에서 가르치는 국사 교과서에 '임진왜란'이란 말이 일본인이 듣기에 좋지 않으니 '7년 전쟁'이라고 고치자고 해서 사회 물의를 일으킨 적이 있다. 결국은 대통령의 지시로 '임진왜란'을 그대로 표기하기로 하며 일단락지었다.

이렇게 우리나라의 공무원이나 많은 학자들, 지도층에 있는 사람들이 정신을 못 차리고 있어 어떤 원로 학자는 '한국의 대학 교수는 아직 한국이 독립한 것을 모르고 있다'고 내게 말했다. 이것은 다른 말로 하면, 그들이 가진 일본 식민지 시대의 의식구조에 하등의 변화를 가져오지 못하고, 그때의 정신 상태가 그대로 남아 있다는 뜻이다.

이런 것은 과거에 알던 일본인 선생이나 동창, 동업자나 상사 등을 만났을 때 여실히 드러난다. 일본 식민지 시대의 관계로 되돌아가는 것이다. 나는 해방 후 다시 만났을 때 진심으로 사과하는 일본인을 한 번도 본 적이 없고, 오히려 그들을 환영하는 우리 국민들이 있으니 나로서는 그저 한심하다고 느낄 뿐이다.

일제 때 대학의 조교수로 있던 일본인이 한국에 온 적이 있었다. 나와 같은 연구실에 있던 어떤 친구가 그 전부터 그 일본인과 연락이 닿아, 그 친구와 같이 식사나 하자고 하여 이틀 후 우리 학회장에서 일본인을 만나게 되었다. 그런데 그가 한일 친선을 운운하기에 내가, '우리가 친선을 하려면 과거와 다른 새로운 관계에서 만나야 되는데 일제 강점기의 관계로 되돌아가는 한국인의 노예근성 때문에 진정한 친선이 될 수 없다'고 했더니 이 사람은 원래 성격이 순한 사람이라 당황하면서, '올라갑시다' 하고 말을 끊으려고 한다. 나중에 어떻게 해서 오게 되었는가 물어 보았더니 자기는 한국에서 태어나서 자랐기 때문에 오고 싶었는데 마침 한국을 다녀 온 동경대학 교수에게 장거리 전화로 물어 보았더니 귀한 대접을 받고 왔다고 해서 안심하고 오게 되었다고 말한다.

지금 한·일 경제협력도 아직도 한국 정부는 일본의 속국이라는 의식 구조를 벗어나지 못하고 있기 때문에 타결이 되지 않는 것이다. 만약 과거에 우리가 일본인을 만났을 때 먼저 사죄부터 받고 관계를 시작했더라면 현재와 같은 일은 없었을 것이라고 본다.

일본의 대신들이 초청하는 연회에 참석하여 한국에서 왔다고 소개를 하면 갑자기 반말 비슷한 말투를 한다. 그들과 진정한 친선을 하려면 일본 지식인의 일부가 말하고 있는 것처럼 한국이 외국이라는 것을 일본인들이 인정해야 된다. 이것을 다른 말로 하면 한국이 일본의 속국이 아니고 엄연한 독립 국가라는 것을 인식하지 않고 어떻게 친선을 교류할 수 있는가하는 말이다. 그렇지 않으면 그것은 주종(主從)관계에 지나지 않는 것이다. 지금이라도 우리는 이 점을 각성해야 한다. 그렇기 때문에 나는 기회 있을 때마다 일본인들에게 이 점을 지적하고 국제 학회에서도 일본 교수들의 각성을 촉구하고 모욕을 준다. 그래야만 반성할 기회를 주게 되고 진정한 친선관계가 이루어질 수 있기 때문이다. 이번에 다녀온 국제 학회에서 일본인에게 모욕을 주었더니 일본 교수의 말이 "당신은 정말 우호적이다."라고 말하면서 매운 음식을 먹고 싶다고 했다.

　의식 개혁 문제에서 또 한 가지 중요한 것은 의식 개혁을 부르짖는 사람들이 자기는 하지 않고 다른 모든 사람에게 개혁하라고 하는 경향이 있다는 점이다. 의식 개혁뿐만 아니라 민주화 문제에서 잘 볼 수 있었던 점은 민주화를 부르짖는 사람들 중에 일부 사람들을 보면 비민주적인 방법으로 민주화 운동을 하고 있는 것을 발견할 수 있다. 민주화를 부르짖는 글을 쓴 대학 교수가 행동은 비민주적으로 하고, 남에게는 해 주길 바라면서 자기는 하지 않으니 결국 아무도 할 사람 없다는 현실에 부딪치게 되는 것이다.

　그래서 의식 개혁도 남보고 하라고 하기 전에 각자가 하면 이루어지는 것이고 그렇게 하지 않으면 아무도 할 사람이 없다는 것을 명심해야 한다고 생각한다.

8·15광복과
한국인의 정신 건강

1945년 잘 들리지 않는 일본 국왕의 중대 발표가 바로 일본의 무조건 항복이라는 것을 아는 데까지는 한참 동안의 시간이 걸렸다. 일본인 조교수가 13일 내 방에 와서 "조선은 참 좋습니다. 폭격도 당하지 않고……." 하면서 말꼬리를 흐렸다. 그것이 일본군이 연합군에 항복하고 한반도에서 물러나기로 결정되었던 말임을 깨닫는 데는 일본 국왕의 방송이 있은 후에도 한참 지난 뒤였다.

광복은 일본의 군대나 경찰이 무장을 하고 한국을 점령하고 있는 상태에서 맞이했다. 처음부터 불투명한 분위기에서 맞이한 광복은 일본군의 무장 해제를 위해 그어진 38선이 남북에 각각 주둔한 미·소의 이념 대립장으로 구체화되자 분단의 문제는 민족의 과제로 현실화되고 해방의 기쁨은 곧 민족적 갈등으로 자리잡아 마음 놓고 해방의 기쁨을 만끽하지 못했다.

올해로 해방된 지 39회를 맞이하지만 우리 한국의 위정자나 각계의 지도자, 국민들은 어느 정도로 인식하고 있는지…….

어느 신문사의 주일 특파원인 모 씨가 8·15광복절을 두고 평한 내용은 우리에게 시사하는 바가 크다. 그는 일본의 8·15광복절을 해마다 옛날 패전전으로 돌아가 활기를 띠는데 반해 한국의 8·15광복절을 행사는 퇴색해 간다는 한탄이었다.

한편 일본 신문은 우리나라 대통령이 8·15기념사에서 처음으로 제국주의(帝國主義)니 침략주의니 하는 단어를 사용하지 않았다고 해서 마치 우리가 그들의 과거의 죄과를 잊고 용서를 하는 것처럼 선전하고 있다.

나는 정신 치료를 하는 정신과 의사로서 이러한 발상이 가능한 한국인이나 일본인의 마음속이 너무나 훤히 보이기 때문에 8·15광복의 기쁨보다 안타까움이 앞선다.

말하자면 1945년 일본의 총칼 밑에서 맞이한 8·15광복의 분위기가 완전히 가시지 못했다는 것이다. 정신과 의사는 노이로제 환자를 정신 치료하는 데 있어서 크게 두 가지로 나누어 생각을 한다.

한 가지는 노이로제의 원인이 되는 불쾌감이나 수치스러움, 견디기 어려운 감정과 이러한 감정을 일으킨 과거의 쓰라린 경험을 믿어 주고, 이러한 현실을 환자가 의식하지 못하게 도와준다. 이러한 정신 치료를 지지(支持)적인 정신 치료라고 한다. 이러한 정신 치료는 환자의 힘이 약하므로 현실을 직면하게 되면 환자의 상태가 더 나빠질 것을 우려해 일시적이기는 하나 마음을 편안하게 해 준다. 그러나 노이로제의 원인을 속에 간직하고 있기 때문에 언제 다시 재발할지 모르는 상태로 남아 있다.

이와 반대로 노이로제의 근본 치료는 노이로제의 원인이 되는 불쾌하고 쓰라리고 창피하고 괴로운 과거의 경험있음을 염두에 두고 환자가 감당할 수 있도록 조금씩 인식시켜서 이러한 과거를 솔직히 받아들이고 왜 그렇게 되었는가를 충분히 생각하게 한다. 그리하여 현재는 과거와는 다르다는 것을 깨닫게 해서 완전히 과거에서 벗어나 자유롭게 자기의 소신을 펼 수 있게 하고, 하고 싶은 일을 마음대로 할 수 있게 도와준다.

이러한 정신 치료는 통찰(洞察)치료라고 부른다. 치료가 성공하면 자기의 과거, 특히 쓰라리고 불쾌한 경험을 하게 된 원인을 철저하게 이해하고 다시는 그러한 경험을 되풀이하지 않는 상태가 되어 과거를 한때의 경험으로 받아들이게 된다. 그러나 이렇게 되려면 깨달음만 가지고는 되지 않고 참선에서 말하는 훈습(熏習)을 오랫동안 되풀이해야 한다.

노이로제란 과거를 검토하는 것을 회피함으로써 과거의 실패를 되풀이하는 것이다. 그것은 불교에서 말하는 습기(習氣)가 떨어지지 않기 때문이다. 깨달음으로써 습기를 대치시키는 것이다. 전자는 염불을 외움으로써 불쾌한 경험이 올라오는 것을 막는가 하면, 후자는 깨달아서 보림(保任)하는 것에 해당한다고 볼 수 있다. 이러한 각도에서 우리나라나 우리나라의 위정자, 각계의 지도자나 국민들을 볼 때, 대부분은 전자에 속하고 후자는 소수에 지나지 않는다는 것을 생각할 때, 어떻게 마음 놓고 8·15광복절을 맞이할 수 있겠는가?

우리의 과거를 보건대 우리나라는 북쪽의 북방 세력과 남쪽의 왜구(倭寇)로부터 오랫동안 시달려 왔으나 역대 왕조가 이민족의 침략에 대비해 방어를 튼튼하게 했을 때에는 나라가 안정되고 백성들이 마음 놓고 생업에 종사할 수 있었다. 그러나 그렇지 못했을 때에는 나라가 위태롭고 백성이 고초를 겪어 왔음을 알 수 있다. 왜구에 대한 대책이 없을 때에 임진왜란을 겪었고 한말 구국의 외침에도 불구하고 일본에 나라를 빼앗겨 그들의 식민지로 전락하고 말았다.

물론 노이로제 환자를 치료하는 데 있어서도 과거 억울하게 당한 쓰라린 감정만 표현하게 하고, 자기가 무엇을 잘못했는가? 또 당하지 않기 위해서는 어떻게 했어야만 되었는가? 지금 같으면 어떻게 하겠는가? 등 이러한 점을 검토하지 않는다면 과거에 당한 억울한 적개심만 표출되어 도리어 악화가 될 가능성이 있다.

그렇다고 해서 억울한 적개심을 표현하지 않고 눌러두고만 있어도 문제가 된다. 현재는 해방이 되었는데도 불구하고 과거의 정신상태에 존속하고 있어 해방된 현실을 직시하지 못하는 것이다.

이번 뿐만 아니라 평소에도 늘 그랬지만 해마다 8·15광복절이 되면 '왜 우리는 8·15광복절을 좀 더 떳떳하게 축하하지 못할까? 왜 과거를 검토하고, 반성하지 못할까? 왜 일본이 우리에게 가한 잔악한 갖가지 행위를 폭로하지 못할까? 그때 어떻게 했으면 당하지 않을 수가 있었을까? 현재는 그런 것을 되풀이 할 수 있는 불씨가 남아 있는 것이 없을까? 있다면 그것을 찾아내서 없애는 작업을 범국민적으로 해야 하지 않을까?' 등의 복잡한 감정으로 가슴앓이를 하곤 한다.

물론 보도기관에서 좋은 프로를 마련해서 방송을 하고 있는 것은 고마운 일이나 이러한 사업이나 운동은 범국가적, 국민적으로 돼야 하겠고, 일본의 교과서 왜곡 사건 때 나타났던 관심의 정도가 지속되지 않으면 어떠한 형태로든지, 그것이 경제적이든 정치적이든 간에, 일본의 침략을 막지 못할 것이다. 말하자면 정신적으로 일본으로부터 해방되지 않았기 때문이다.

해방 후에 친일파 민족반역자를 철저하게 단죄(斷罪)함으로써 이 땅에 발붙이지 못하게 했어야 하는데 우리 정치사는 다시 그들에게 무대를 마련해 주고 말았다. 반면 일제하에서 독립운동을 한 사람들은 뒷전으로 밀려나고, 독립정신을 계승한다거나, 민족정기를 바로잡는 계기로 삼아야 할 3·1운동, 8·15광복절, 4·19혁명 등의 기념행사가 해마다 퇴색하고 망각 저 편으로 흘러가고 있는 것이다. 이것은 환자로 치면 병이 크게 한 번 재발할 것을 예고하는 징조이다.

한국인과 일본의 고질

노이로제나 정신병에 걸린 사람들을 치료하다 보면, 인격을 다시 뜯어 고치는 근본 치료를 하기 전에는 좋아져도 한 때 뿐이고, 또 다시 되풀이 되는 것을 흔히 볼 수 있다. 따라서 완치치료은, 무엇이 되풀이 되는가를 알아서 이 되풀이 되는 것이 언제부터 어떻게 만들어졌는가를 알아내어 환자에게 깨닫게 하고, 현재는 그럴 필요가 없다는 것을 보여주고, 과거는 과거고 현재는 현재임을 인식시키면 건강을 회복하여 인격개조가 완성된다고 본다. 이것이 참선에서 말하는 본래면목이다. 오염을 벗은 본래의 자기인 것이다. 인격개조란 다른 사람이 되는 것이 아니라, 오염·왜곡되기 전의 자기 자신으로 돌아가는 것을 의미한다.

노이로제란 현재에 살고 있는 것이 아니라 과거에 청산하지 못한 감정에 집착하여 현재가 과거와 같이 느껴지고 미래에 대한 좋고 나

뿐 공상에 사로잡혀 있는 것이다. 영국의 어떤 유명한 작가는 어려서 굶주리면서 자라서인지 이름난 작가가 되고 난 후에도 호화로운 연회를 베풀 때면 굶주린 사람처럼 음식만 보면 환장했다.

이 작가의 경우, 음식을 보면 순간적으로 과거와 현재를 혼동하여 현재의 상황을 잊고 굶주리던 과거로 되돌아가는 것이다. 그런데 본인은 그것을 깨닫지 못하고 음식만 보면 이러한 행위를 되풀이한다.

여건이 다른 현재에는 부적당함에도 불구하고 과거를 반복하는 노이로제 현상은 한 개인뿐만 아니라 한 집안, 한 학교, 한 단체, 한 지방, 한 나라, 한 민족, 전 세계, 전 인류에게서도 찾아 볼 수 있다.

일본 군국주의는 49년 전, 미영격멸(美英擊滅)을 외치며 만주와 중국 대륙을 강점하고, 동남아 일대 태평양 여러 섬을 점령했다가 원자탄을 얻어맞고 항복함으로써 2차 대전의 종지부를 찍었다. 그 후 일본은 미국의 원조를 받으면서 한반도의 전쟁이란 특수 경기를 타고 경제적으로 부흥하여 미국을 세계 최대의 채권국에서 최대의 채무국으로 전락시키고, 거꾸로 일본이 세계 최대의 채권국으로 등장하였다. 일본의 엔화가 미국의 달러를 누르게 되자 일본 군국주의가 서서히 머리를 내밀고, 일본 문부상과 수상이 망언을 하는가 하면 이번에는 자민당 소장의원을 대표하는 의원이 한국 대사를 찾아가서 앞으로 10년, 20년 후에는 한일 간에 전쟁이 일어날지 모른다고 협박을 한 사건은 일본 역사에서 되풀이 되는 일본의 고질병이다.

몇 해 전에 이어령씨가 일본에 가서 일본 문화를 연구하여 지향의 일본인이라는 책을 일본 말로 써서 한때 베스트셀러가 된 일이 있다.

이 책은 일본에서 대단한 공감을 얻었다. 지난 4월에 일본 동경 국제 학회에 참석한 후 동경 시내 관광을 했는데, 관광 안내하는 여자가 이어령 교수의 글을 인용하면서, "일본은 작게 살아가면 자기도 남도 편하게 살아갈 수 있지만 커지면 자기도 불행하게 되고 남도 해친다."고 관광객들에게 소개했다.

그러나 지금 일본은 다시 커져서 자기가 망하고 다른 나라를 해치는 단계에 들어서고 있다. 이러한 일본의 팽창주의, 신국가주의는 일본이 항복한 날부터 다시 시작되고 있었다는 것을 알아야 한다. 그들은 한국에서 물러날 때 "20년 후에 보자" 하면서 한국을 떠났었다. 과연 20년 후에 국민의 반대를 무릅쓰고 한국의 친일 정권에 의해 소위 한일국교정상화가 이루어지고, '한일유착'의 시대가 열리고, 한국의 경제는 일본의 경제에 예속되기에 이르렀다.

내가 30년 전에 일본을 가 보았을 때 일본 군국주의가 다시 고개를 들고 있다는 것을 감지할 수 있었다. 일본의 군국주의는 뿌리 깊은 고질이라, 그 뿌리는 고대로부터의 한일 관계에 있지 않나 짐작되지만 앞으로 밝혀져야 할 연구 과제임에 틀림없을 것 같다. 일본은 힘이 생기면 침략을 하려는 고질병이있다. 힘이 없을 때에는 힘을 길러서 침략을 준비한다.

그러면 한국의 고질은 무엇인가? 한국은 수없이 왜구에 시달려왔다. 임진왜란 때는 나라 전체가 왜국에 짓밟히고 왕자가 일본군에 잡히는가 하면 수많은 희생자를 내 한 때 국가적 존립이 위태롭기까지 하였다. 그럼에도 불구하고 일본에 대해 무방비로 일관해 온 것이 한국의 고질이 아닌가 생각한다. 임진왜란의 전흔을 채 수습하기도 전에 병자호란을 당하여 임금이 아홉 번 무릎을 꿇고 항복하는 수모를 겪었고, 그 후에도 일본에 대해서 방심하고 있다가 한말에 일본의 침략을 당하여 일본 식민지로서 35년간을 지내야 했었다.

일본 식민지로부터 벗어난 지 불과 41년밖에 되지 않았는데 지금 또 다시 경제적으로 일본에 예속되고, 예속되는 경향이 더욱 심해지자 정부에서는 금년에 와서야 여기에 대한 대책을 강구하기 시작하였다. 그러나 아직까지는 획기적인 해결책이 보이지 않는다.

이러한 일본의 군국주의적 국가주의나, 한국의 일본에 대한 무방비에서 오는 일본에의 예속화는 상호연관성이 있다. 연관성은 개인의 노이로제가 대인 관계에 있어서 장애가 되는 것처럼 한 민족, 한 나라의 노이로제는 민족과 민족, 나라와 나라 사이의 관계에서 발생한다. 노이로제 환자를 정신 치료 하다보면 과거를 망각함으로써 과거를 되풀이 한다는 것을 알 수 있다. 노이로제는 과거를 되풀이 하지 않으려고 하는 것이 과거를 되풀이 하게 된다는 것을 볼 수 있다.

내가 치료받는 환자들에게 늘 강조하는 것은 노이로제란 강철이 똑바로 펴져 있어야 건강한데 휘어져 있는 것과 같은 상태를 말하는 것이므로 자기가 휘어져 있고 휘어지게 된 원인을 빨리 깨달으라는 것이다.

정신 치료에 있어서도 깨달음이 근본인 것은 참선에서 각(覺)을 근본으로 삼는 것과 같다. 물론 깨달음이 실천으로 옮겨지지 않으면 그 깨달음은 관념에 불과한 참된 깨달음이 아니다. 우리나라 정부 대표나 지도층에 있는 사람이나 일반 국민이 일본의 정부 대표나 일본인에게 과거는 잊어버리고 앞으로 잘해 나가자고 하는 것은 자기기만에 불과한 것이다. 즉 과거에 대한 올바른 인식이나 반성 없이는 필히 과거를 되풀이하게 된다는 것을 깨닫고 지도층이나 국민들에게 널리 알리지 않으면 안 된다.

일본은 자기 나라의 역사에서 되풀이 되는 것을 잊지 말아야 할 것이고, 한국은 우리가 되풀이 하고 있는 일본의 한국침략에 대한 건망증과 무방비를 깨닫고 잊지 말고 꾸준히 대응책을 마련하고 실천하지 않으면 일본의 신국가주의의 피해를 입을 것은 피할 길이 없다. 일본에 당했으면 일본을 좀 멀리하고 다른 나라들을 가까이 하여 일본의 침략을 미연에 방지하도록 해야 하는데, 관계가 깊었던 나라가 일본뿐이니 '한일유착'이 되는 것이다. 이것은 노이로제 환자와 똑같다.

일본인을 바로 알자

광복절이 다가오자 독립기념관이 개관되고, 일제가 한국을 지배하던 총독부 건물에 박물관을 옮기는 등 우리 민족의 주체성과 전통문화, 역사 그리고 독립정신을 고취시키고자 한창 준비 중이다.

나뿐만 아니라 광복절이 되면 누구나 우리나라의 현실에 부딪히게 된다. 아직도 남북이 분단되어 언제 무슨 일이 터질지 모른다는 불안감에 사로잡혀 있음을 발견할 수 있다. 한편 미국은 자기 나라 무역적자를 줄이기 위해서 만만한게 한반도라고 연속적으로 우리에게 압력을 가하고 있다. 미국의 달러가 하락하고 일본의 엔화가 급등하여 3저(低) 현상으로, 우리의 외채 상환능력이 좋아졌음에도 불구하고 일본과의 무역적자 폭은 더욱 증가하고 있다. 게다가 UN대사를 지냈다는 일본인의 주도하는 우익단체에서 펴낸 일본 역사 교과서의 조선침략 및 만주사변을 미화 은폐하는 내용이 중국이나 한국 등의 규탄 대상이 되어 수정을 한다고 하면서도 새로이 조직된 일본 내각의 문부상이 '놈'이란 말을 사용하여 일본의 역사 교과서를 비판하던 외국을 욕하는 말이 우리의 신경을 건드리고 있다.

근래에는 일본에 장기간 주재하는 특파원들이 늘어나서 일본이나 일본인에 대한 인식이 깊어져 가고 있지만 아직도 우리나라의 지도층이나 일반 국민들의 일본에 대한 인식이 충분하다고 할 수 없다.

일반적으로 우리나라 사람들이 일본인을 얘기할 때는 한국 사람을 멸시, 욕을 하기 위해서 일본인을 찬양하는 경우가 대부분이다. 일본인은 친절하다, 의리가 있다, 정직하다, 부지런하다 등등. 그러나 내가 보기에는 전혀 그렇지 않다. 불성실하고 믿을 수 없는 사람이 일본인이고, 한국 사람이 일본인에게 친절하면 그들은 상전으로 둔갑하고 졸지에 한국사람은 종이 된다. 일본인과 미국인은 무조건 압도해야 말을 잘 듣고 친해질 수 있다.

아침 신문을 받아 보니 8·15광복절에 개관될 독립기념관의 본관이 다섯 시간 동안 불에 타서 전소되었다고 한다. 나는 순간적으로 혹시 일본의 앞잡이들이 한 짓이 아닌가 하는 의심이 들었다. 돈을 받고 앞잡이 노릇을 하지 않았다 하더라도, 태웠다는 자체가 한국 국민이 가져야 할 민족정기가 없다는 것이다.

지난 4월 일본 동경에서 개최된 국제학회에 참석을 했는데, 여러 가지 일이 있었으나 특히 기억에 남는 것은 학회에 등록하러 갔을 때이다. 내가 영어로 말을 하니까 상대방은 한국말로 대답을 했다. 재일교포냐고 물으니 아니라고 했다. 남편이 한국에서 근무하고 있어 휴

가차 한국에 와 있을 때 연세대 한국어 학당에서 한국말을 배웠다고 한다. 그래서 나는 한국에서 온 회원에게는 한국어를 하는가 해서 다른 5~6명 되는 후배들에게 물어 보니 자기네들에게는 한국말을 하지 않았다고 했다. 내가 일본에 대해서 비판적이기에 특별히 시킨것이 아닌가 의심이 갔다.

30년 전 일이다. 미국에 있을 때 같은 병원에 근무하고 있던 일본 정신과 의사와 얘기를 나눈 적이 있다. 그는 한국 사람은 법을 존중하고, 일본인은 우정을 존중한다고 말하길래, 나는 그것이 아니라 한국 사람은 도덕을 존중하고 일본인은 '보스', 즉 '오야붕'에 복종한다고 했다. 7백 년 동안이나 일본 왕은 유명무실한 존재로 남아있고, 법이나 도덕의 옹호 없이 오로지 오야붕의 보호만이 안정을 보장받는 길이라는 현실 속에서 살아왔기 때문이라고 했더니 아무 말이 없었다.

그리고 일본 왕실은 순전히 한국인이며, 지금 왕태자가 처음으로 토착민과 혼인했지만 과거에는 한국 사람끼리만 혼인했지 토착민과 결혼한 적이 없었다는 얘기며, 일본 문화 역시 고대부터 한국인이 전해 준 문화를 일본 풍토에 알맞게 변화시킨 것이고, 일본 말도 한국말에서 나온 것으로 일본 역사는 결국 신라계와 백제계의 싸움이라고 했더니 자기도 작년까지는 그렇게 생각했으나, 최근에는 남방에서 왔다는 설도 있다면서 남방계인 것 같다고 강변한다. 어떤 일본인 교수는 자국민의 성향을 여우와 너구리로 구별하는데, 한국계는 여우라고 한다는 말을 들려주기도 했다. 또 학회에 참석한 외국인들과 주최측의 한두 사람과 어울려 동경 시내관광을 하는데, 여자 안내원이 재미있는 얘기를 들려주었다. 일본어가 이해하기 어렵다는 예로 '네'가 '네'도 되고 '아니요'라는 뜻도 되니 잘 분간해서 사용해야 한다는 것과 '좋습니다'라는 말도 좋다는 뜻이 될 때도 있고 그 반대의 뜻이 될 때도 있다는 것이다.

지금은 많이 인식하고 있지만 우리는 일본인에게 번번이 속는다. '재일교포의 처우를 개선하라', '무역 역조를 시정하라', '기술 이전 하라'는 요구를 하면, 연구해서 처리하겠다, 신중히 고려하겠다는 답을 한다. 우리는 늘 우리 한국 사람이 이런 말을 할 때의 뜻으로 잘못 생각한다. 그러나 요사이는 그 동안의 많은 대일 접촉을 통해 그것이 거절이라는 뜻을 담고 있다는 것을 알게 되었다.

5년 전에 일본에서 세계정신의학회 지역심포지움이 있을 때, 일본 교수의 일본 정신분석의 역사에 대한 강연이 있었다. 질문을 하라기에 '일본의 동료들 말로는 일본인은(반성 능력이 없기 때문에) 정신분석치료가 되지 않는다고 들었는데 그 문제가 어떻게 결말이 났느냐'고 물었더니, 그들끼리 한참 의논한 후에 답변을 다시 의논해서 하겠다고 했다. 나는 이 말을 거절의 뜻인 줄 모르고 혹시나 해서 기다려 보았지만 답변은 없었다. 그 후 일본인의 성격을 파악한 결과 그것이 답변하기 곤란할 때 답변을 거절하는 의미로 사용하고 있다는 사실을 깨달았다.

우리가 수 십 년 동안 일본인과 접촉을 하고 살아왔지만 일본인의 본성을 아는 사람은 드물다. 이것은 광복 후에 친일파 민족반역자를 처벌하기는커녕 계속 한국 사회의 모든 분야를 지배하고, 그들로부터 받은 교육의 영향이 우리 사회 곳곳에 남아 있기 때문이다.

만약 광복 후에 독립정신과 민족정기를 바로 가진 사람들이 우리나라를 지도해 왔다면 독립기념관 본관의 화재 따위는 있을 수 없는 일이다. 독립기념관 화재는 여당 대표가 말했듯이 민족수난의 단면을 보여준 것이고, 마치 임진왜란 때의 얼빠진 왕조를 보는 느낌이다. 기념관 공사에 관계한 사람들에게 독립정신이 없었다는 것을 말해 준다고 본다. 어떻게 그렇게 무성의한 공사와 감독이 있을 수 있는가? 민족정기 독립정신이 없기 때문이다. 이러한 정신으로는 나라가 천만 번 광복이 된다 해도 왜국의 노예로 떨어질 수밖에 없다. 다행히 대다수 국민은 이 범주에 속하지 않을 것으로 생각한다.

일본은 겉으로는 우방이지만 속으로는 우리의 원수라는 것을 명심해야 하고, 우리가 일본에 어떠한 수법으로 어떻게 당해 왔는가를 철저히 교육하고, 다시는 그런 일을 당하지 않게 방비를 튼튼히 하여, 일본의 역사 교과서를 고쳐 달라는 애걸보다는 우리 국사 교과서를 바로잡아 일본은 한국 사람이 가서 건설한 나라며 일본의 왕은 순 한국인이라는 것을 가르치면, 오히려 일본에서 우리 교과서를 고쳐달라고 애걸할 것이 아닌가? 우리는 마땅히 문무왕과 최익현이 일본에 대해 한 경고를 되새겨야 하지 않겠는가?

미얀마 참사
(慘死)

우리는 아직도 이산가족찾기 운동, 대한항공기 격추사건, 미얀마 참사 등의 일련의 사건을 두고 진상규명을 촉구하는 언론을 접하게 된다. 미얀마 참사로 순국한 분들의 면면을 보면 대부분이 신진 엘리트로서 과거의 장관이나 고급 관료들이 일제의 교육을 받은 친일적인 인사들인데 반해 이들은 대개 미국의 명문 대학에서 한국인의 우수함을 보여 주고 그들로부터 존경을 받고 있는 인물들이었다. 또한 부정부패의 물이 들지 않았던 사명감을 지닌 사람들이어서 더욱 안타까움을 금할 수 없다.

그런데 이 참사를 겪게 된 원인이 한두 가지가 아니겠지만 가장 중요한 것은 근본적으로 잘못된 우리나라의 관료주의적인 사고와 직결되어 있음이다.

내가 이 참사의 소식을 듣고 먼저 떠올린 생각은 어떻게 해서 미안마 정부나 우리측, 특히 경호 담당자들이 사전에 그런 장치를 발견하지 못했을까 하는 점이었다. 어떤 이는 플라스틱 폭탄은 탐지가 안 된다는 말을 하기도 하였다. 어쨌든 사전에 철저한 검사를 했어야 하지 않나 하는 안타까운 마음은 그대로 남아 있다.

어느 날 친한 친구 셋이서 저녁을 먹는데 미얀마 참사가 화제로 올랐다. 사전 탐지를 못한 데 의문을 제기했더니 의사인 친구 말이 검사를 하려고 했지만 아웅산 묘지의 경비원이 성역이라 검사를 못하게 해서 검사를 못했다고 하면서 말도 안 되는 얘기라고 개탄을 했다. 또 다른 친구는 판단이 잘 서지 않는지 생각에 잠겼다.

미얀마 참사를 통해 분명해진 것은 우리나라의 토대가 극히 허약하다는 데 있다. 그 원인은 광복 후의 사회 분위기가 완전히 독립된 국가로서의 면모를 갖추지 못했었다는 점이다. 나라의 토대가 튼튼하게 되려면 일제 강점기에 독립운동을 하던 사람들이 주축이 되어 나라를 다스리고 대외교섭을 해야 되는데, 이승만 대통령은 정권을 연장 유지하기 위해서 반민특위(反民特委)를 해산하고 친일파 민족반역자를 대거 등용해서 사회 분위기를 흐려놓고 민족정기를 말살하였다. 남의 나라 식민지로 있다가 독립이 된 나라는 어느 나라고 먼저 지난 날의 민족반역자를 먼저 숙청하고 사회 분위기를 쇄신하여 독립된 국가라는 자각을 온 국민이 갖도록 심어 주고, 민족반역자도 극단한 경우는 처형을 함으로써 응분의 처벌을 내려야 하는 것이다. 아무리 그들이 지식이나 기술을 가지고 있어도 민족정기 독립정신을 바로 가진 사람의 지휘 하에 두는 것이 마땅하다. 그럼에도 불구하고 우리나라는 거꾸로 된 까닭에 왜곡된 정치사로 점철하다 보니 역사에 없는 대참사가 일어난 것이다.

정부에 책임있는 사람은 마땅히 이 참사의 원인을 다각도로 검토하여 앞으로는 이러한 대형 참사가 일어나지 않도록 대책을 마련해야 한다. 어떠한 측면에서든 사건 후에 여러 가지 보도를 보면 그 수법이 북한의 종전의 수법과 똑같고 우리의 실체도 똑같은 것을 반복하고 있다는 것을 알 수 있다. 동작동 국립묘지 현충문 폭파사건이 그렇고 청와대 습격 사건의 경우가 그렇다. 그들이 청와대 근처까지 올 수 있었던 것은 한국 사람이 기관원이다, 고위층이다, 외국인이다 하면 무조건 굽실거리거나 제지할 것도 통과시키는 사고의식에 젖어 있기 때문이었다. 이번 미얀마 참사도 경비원이 안 된다 하더라도 쉬이 물러서서는 안 되는 것이었다.

물론 정당한 권위에 복종하고, 국가를 위해서 책임있는 자리에서 국가를 대표하고 국민을 위해서 봉사하고 있는 사람에게 경의를 표하는 것은 건강한 정신을 가진 민주국가의 국민으로서 지극히 당연한 일이라고 하겠다. 그러나 그들 역시 같은 국민으로서 일반 국민과 마찬가지로 법의 적용을 받아야 되고 법을 지켜야 할 의무가 있으며 법을 무시할 수 없는 것이다. 만약에 그렇지 않다면 이것 역시 일본 식민지 잔재라고 말할 수밖에 없는 것이다. 즉 권력자나 고위층은 일제 때의 상전이고 일반 국민은 일본에 눌려있는 한국 사람인 격이다. 그들은 우리들 위에 군림하고 우리는 불법도 무조건 감수해야 한다는 것이 되풀이 된다는 것을 똑똑히 볼 수가 있기 때문에 안타까운 것이다. 외국인에 약하다는 심리 역시 손님을 후대하는 우리의 미풍양속의 일면이기도 하겠지만, 자신을 비방하고 외국인을 우러러 보는 건강하지 못한 노예근성의 두 가지 면이 다 작용하고 있다고 나는 생각한다.

최근에 학술연구를 위해서 중국 공산당을 내왕하고 있는 미국 친구 말에 의하면 중국 공산당에서는 외국인에게는 모든 것을 배로 받고 호텔은 아무리 더러운 곳이라도 숙박료가 50불이라고 한다.

여러 해 전에 한국을 취재해 간 이집트의 한 일간지의 편집자가 쓴 "한국인은 자기나라 사람보다 외국인에게 지나치게 친절하다."는 기사를 읽은 기억이 있다.

태국에서는 민원 창구에서도 자기나라 국민부터 우선적으로 처리하고 외국인을 뒤로 미룬다는 것이다. 우리나라의 경우와 정반대다. 며칠 전에도 세계보건기구의 일본인 자문관이 한국을 돌아보고 강연을 하기 전에 자기는 영어가 짧아서 일본 말로 강연을 할테니 통역할 사람을 학회에서 구해달라는 요청을 40대의 후배가 물어올 정도로 젊은 세대까지 노예근성을 물려받고 있음을 보았다. 우스운 것은 대부분의 한국 학자는 일본에 가서 한국말로 강연을 하는 것이 아니라 일본 말로 하고 있는 것이, 일본인이나 다른 외국인이 어떻게 볼 것인가를 깊이 생각해 볼 필요가 있다.

한국은 치외법권(治外法權)이 인정되는 외국의 식민지도 아니고, 노예도 아니며 우리가 바로 우리나라의 주인이라는 것을 정부나 국민 각자가 매일매일 일상생활에서 실천을 해 나가야 한다.

미국인과 한국인

얼마 전에 주한 미국 대사 모 씨가, 한국이 민족주의 경향으로 흐르고 있다고 경고하는 연설을 해서 파문을 일으킨 적이 있다. 이러한 반응을 보면서 미국 사람의 장점과 결함을 우리나라 사람들이 얼마나 똑바로 인식하고 있는지 걱정이 되었다.

아마도 이십 년 전쯤 일로 생각되는데, 어떤 학회의 월례회에서 미국학자가 강연을 한다고 연락이 와서 가 본 적이 있다. 연사는 미국의 국가행동연구소에서 국가간의 행동을 연구하는 별론이라는 문화인류학자였는데 그가 발표한 내용은 '분노가설(憤怒假設)'이라는 제목으로, 프랑스의 드골 대통령이 제2차 세계대전 후에 일방적으로 미국의 도움만 받고 반대로 미국에 준 것이 없어 원시사회의 추장처럼 반미(反美)적으로 나갔다는 것이 발표의 요지였다.

나는 미국에 머물렀던 경험으로, 미국 사람이 정신적으로 미숙한 점이 있다는 것을 이미 알았기 때문에, 또 저런 소리를 하는구나 싶었다. 그런데 청중에서 별로 반응이 없어서 아무래도 한마디 해주는 것이 본인이나 우리나라 사람들을 위해서 필요하다고 생각이 들어 한마디 해 주었다.

"대체로 미국 외교의 실패 원인은 미국인의 인격 미숙에 있었다. 원조를 받는 나라 국민의 자존심을 손상시키기 때문에 분노를 일으킨다. 당신의 이론은 그 원인이 증상에 있다고 착각하고 있다. 분노는 증상이고 원인은 미국 정부가 프랑스인의 자존심을 손상시킨 것이다."

단상에 있던 연사는 나의 이런 말에 그야말로 자존심이 손상되어 충격을 받았는지 한참 말이 없다가 얼굴이 시뻘개지면서 다급하게 어디서 왔느냐고 물었다. 그래서 내가 한국에서 왔다고 답을 하니, 어떤 여자 교수는 그 사람이 그런 말을 하지 않았다고 우기고 다른 사람들은 표면상 아무런 반응이 없었다. 이것으로 발표회가 끝나고 헤어질 참인데 연사가 단상에서 내려와서 좀 주저를 하다가 내게로 왔다. 그리고 명함 교환을 하자면서 시간을 낼 수 있겠느냐고 한다. 나는 마침 여덟 시에 환자와 정신 치료 약속이 있어 거절 의사를 보이니 다음날은 어떠냐고 묻는다. 그래서 점심때 시간이 날거라니까 다음날 정오에 미국 대사관 문정관실에서 만나자고 하는 것이었다. 학회 이사장으로 있던 친구도 연사와 몇몇이 가자는데 환자와 약속이 있어 참석 못하겠다고 집으로 돌아왔다.

이튿날 미국 대사관에 갔다. 대사관 한국 직원의 안내로 대사관 뒤에 있는 일식집에서 요리 이름까지 적어 받아 가지고 점심을 먹으며 그와 이야기를 나눴다. 그때 내가 무슨 얘기를 했는지 자세한 내용은 생각이 나지 않지만 미국인의 부족한 점을 얘기해 준 것은 틀림없는 것 같다.

미국인과 일본인 사이에 차이점이 있다면 일본인은 솔직하지 못한데 미국인은 솔직한 면이 있다는 점이다.

내가 미국에 있을 때에는 미국인 정신분석자들이, 미국인은 십대 이상으로 정서 발달이 되지 않는다고 강조했었다. 뉴욕의 정신분석 연구소에 다닐 때, 하버드대학의 문화인류학 교수가 뉴욕까지 와서 비교 문명론을 강의하는데, 학생들은 삼십 대의 정신과 의사가 주된 구성원이었고 심리학자도 섞여 대략 삼십 명 되었다. 그 교수는, 미국 문명론 강의를 맨 끝으로 남겨 두고 미국 문명을 강의하기 전에 한 십 분 이상 이렇게 말했다.

"나는 대학에서 한 번도 미국 문명론을 강의하지 못했다. 우리 미국 사람들은 우리나라에 대한 비판을 견디질 못한다."

이렇게 서론을 십여 분 하고 미국 문명에 대해서 강의를 시작하자 내가 봐서는 별로 그 나라의 욕을 한 것 같지 않은데 몇 분도 되지 않아 장내에 이상한 침묵과 살기가 돌았다. 결국 거기에서도 강의를 계속할 수 없어 그 교수의 강의는 그것으로 끝이 났었다.

유럽이나 동양의 여러 나라들은 오랜 전통과, 서로간에 혈연관계로 맺어지거나 기타의 여러 관계로 굳게 맺어져 있어 자기 나라에 대한 비판을 들어도 미국사람처럼 심한 불안이 일어나지 않는다. 그런데 미국 사람들은 국가 이외의 유대가 희박하고, 미국인을 결합시키는 힘이 단지 성조기뿐이고 의지할 곳은 나라뿐이기 때문에, 자기 나라에 대한 비판이 그들에게는 하나뿐인 생명의 줄을 끊기는 것 같은 느낌이 들어 견딜 수 없는 불안과 공포에 빠진다.

다른 나라 사람들은 생명의 줄이 많다. 내가 미국에 만 4년 있다가 귀국 길에 미국에서 경험한 특수한 '고함을 지르는 증세'에 대해서 학술 잡지에 발표를 해 볼까 하여 미국정신의학협회본부에 가서 반응을 보았더니, 한 친구는 얼굴이 창백해져 말을 못하고 또 다른 친구는 어느 나라에서나 다 있다고 얼버무렸다.

이런 이야기들을 하고 나니 그 연사는, "나는 다르다. 2차대전 직후에 일본의 극동사령부에 근무하다가 프랑스에 가서 문화인류학을 6년 동안 연구했으며, 나는 아이들에게도 음(隆)과 양(陽)을 가르친다."고 말하는 것이다. 그래서 내가 "물론 당신은 보통 미국인보다 낫지만 아직도 미국인 기질을 탈피 못하고 있다."고 말하니까 그가 웃었다.

미국 사람이 쓴 정신분석 책에도 때에 따라서는 폭탄을 사용해야 한다고 되어 있다고 말하니까 내 발언이 치료적이라는 것을 이해하는 듯 폭발이라고 한다. 그가 계속 붙들고 얘기하자는데 내가 두 시에 약속이 있어 그럴수가 없어 환자 때문에 먼저 가야겠다고 하고서, 다음에 한국에 오면 그때는 내가 대접하겠으니 양해해 달라고 하고 부득이 먼저 돌아온 일이 있다.

미국 사람의 특징이 이것 외에도 있지만 여기서 내가 얘기하고자 하는 것은 미국 사람은 자기는 자존심이 잘 상하면서 남의 자존심을 존중할 줄 모른다는 점이다. 이것은 노이로제환자가 자존심이 부족하면 남을 존중할 줄 모르는 것과 꼭 같다.

주한 미국 대사의 경우도 미국 사람으로서 한국을 잘 알고 한국에 호감을 가지고 있다고 취임 초에 보도되었지만 역시 미국인이라 한국의 역사와 현실을 아직 잘 모르고 사람임에 틀림없다. 그 사람이 우려하는 배타적인·민족주의의 역사가 한국에는 없었다는 것이 독특한 점이라는 것을 그가 알아야 할 것이고, 또한 일본의 교과서 왜곡 사건으로 점화된 한국의 민족주의는 유럽이나 다른 나라의 민족주의와 성질이 다르다는 것을 알아야 할 것이다. 우리나라 국민의 피가 완전히 순수하다고 과학적으로 말할 수는 없으나, 다른 나라에 비해서 한국처럼 혈통·언어·습속 등 여러 면에서 단일화되어 있는 나라는 드문 정도이기 때문에 사정이 미국과 다르다. 미국에서 민족주의를 부르짖으면 곤란하겠지만 한국의 민족주의는 배타적이 아니라 외부의 침략을 받고 있는 것을 물리치고 손해를 봐 가면서 외국에 의존하는 것을 배격하자는 자존(自尊)·자주(自主)·독립(獨立)의 뜻을 담은 민족주의라는 것을 우리는 미국인과 외국인에게 인식시켜야 하고 그들도 그렇다는 것을 알아야한다.